智慧长者的健康密码

闻玉梅 主编　　赵 超 副主编

联合编撰 保志军 陈 洁 陈 靖 程克文 黄晶晶 江孙芳 刘月华
钱睿哲 任卫英 宋元林 孙建琴 孙兴怀 汪慧菁 闻玉梅 吴根诚
徐文东 叶红英 张长青 张 敏 张文宏 赵 超 赵倩华等

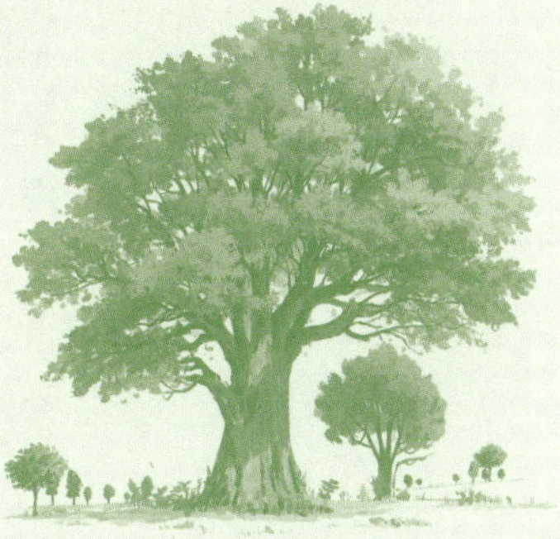

上海科学技术出版社

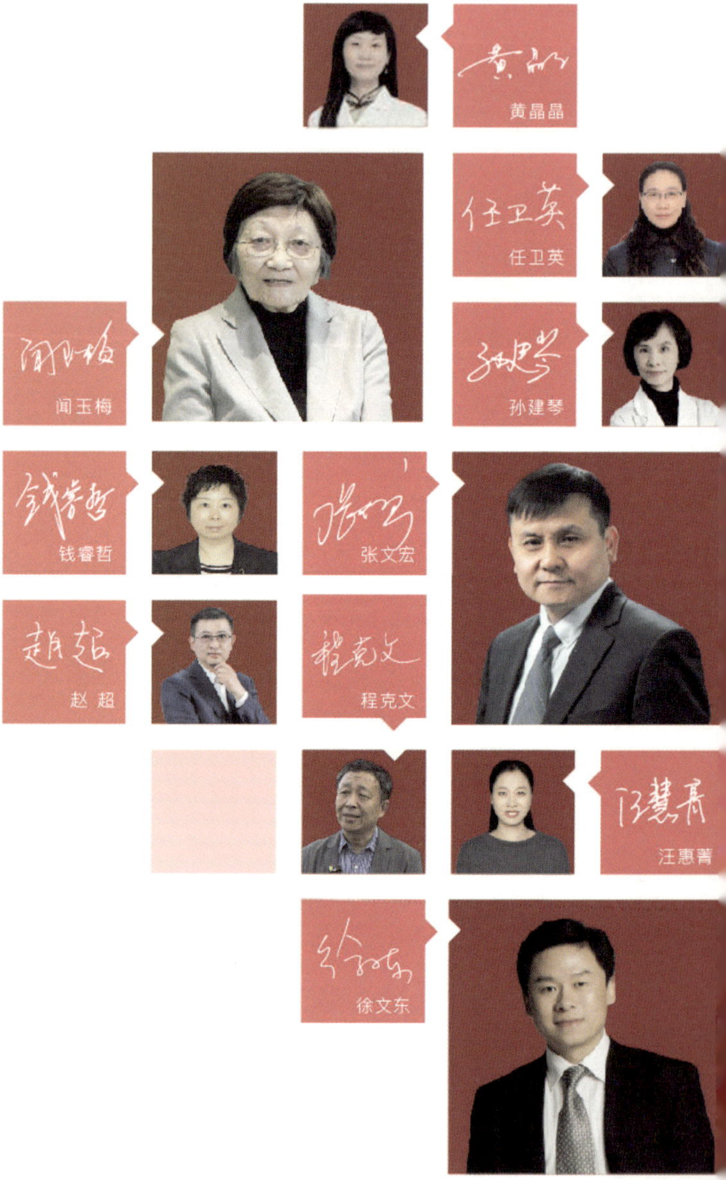

科学解码健康，简明传递良方，智启防病之道，福泽百姓安康。

宋元林
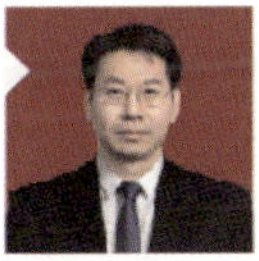

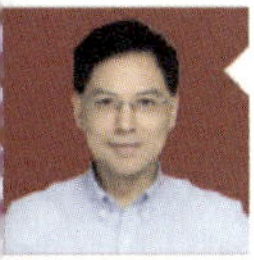
刘月华
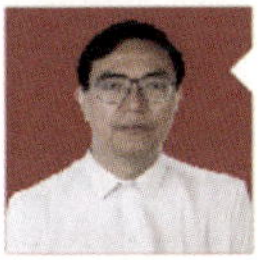
吴根诚

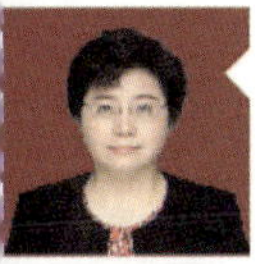
江孙芳
张长青
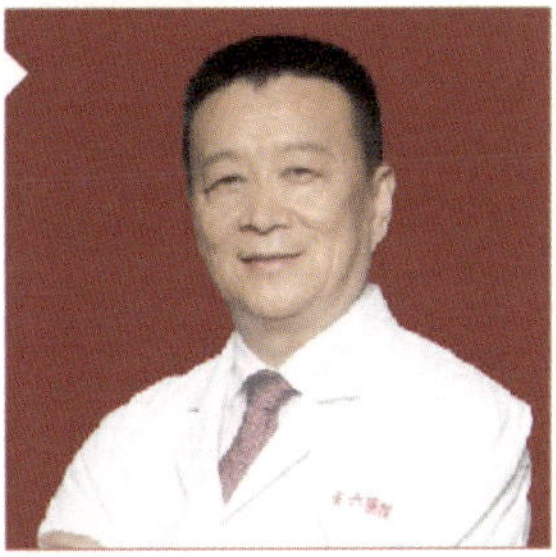

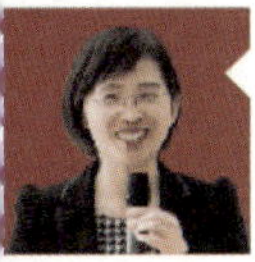
叶红英
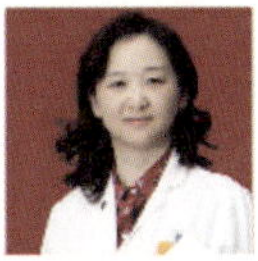

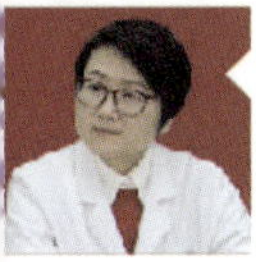
陈　洁
陈　靖
赵倩华
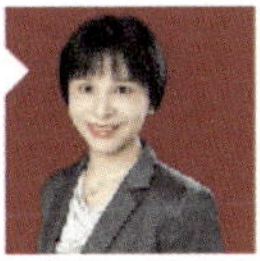

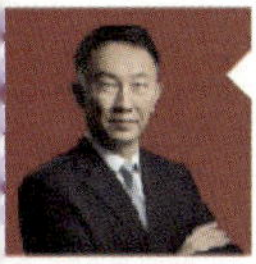
孙兴怀
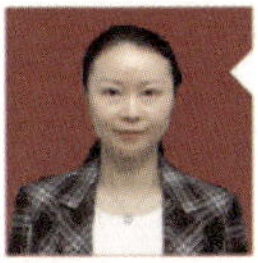
张　敏

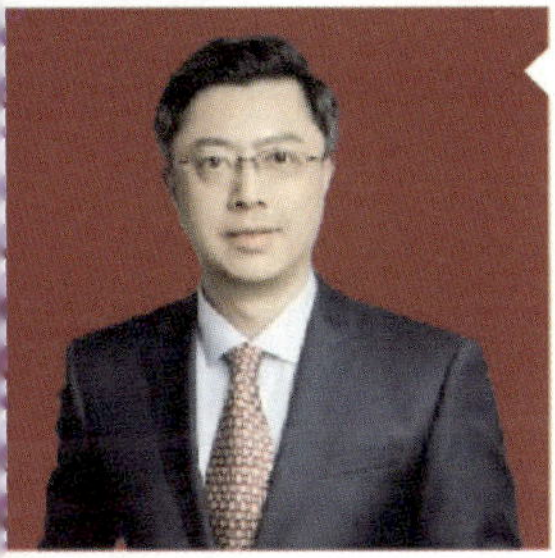
保志军

编　委　会

主　　编　闻玉梅

副主编　赵　超

编　　委（按姓氏拼音排序）

保志军　陈　洁　陈　靖　程克文
黄晶晶　江孙芳　刘月华　钱睿哲
任卫英　宋元林　孙建琴　孙兴怀
汪慧菁　闻玉梅　吴根诚　徐文东
叶红英　张长青　张　敏　张文宏
赵　超　赵倩华

编　　者（按姓氏拼音排序）

杜　康　刘婷婷　倪　丽　庞依丹
王新宇　吴　旭　向博妮　徐丹凤
杨麒琳　张　丽　张　旻

特别助理　葛　新等

序

愿将关爱化春雨，普洒人间为健康

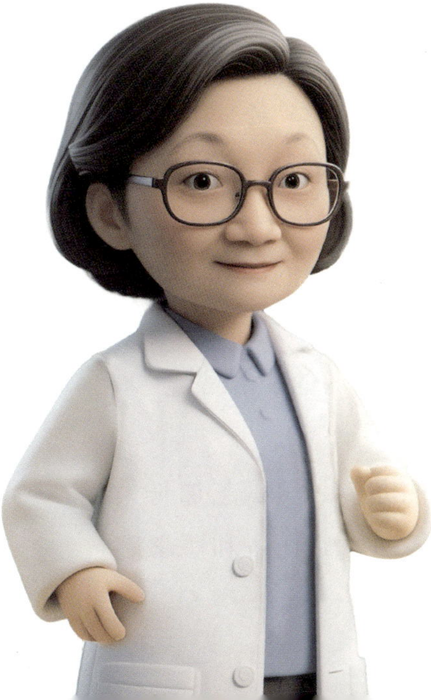

健康，是人们在解决了温饱问题后第一关注的问题，智慧是快乐、健康的基础。我们提倡做个智慧又健康的人，关键在于学习并懂得随着年龄变化的规律，即不断变化的健康密码。希望读者们通过阅读本书获得适合自己的、积极又有智慧的健康密码。

每个人都有自己独特的人生历程，有的可能是波澜壮阔，影响深远；有的可能是简单纯朴，只是沧海一粟，从未被关注。但是每个人都必然会走完人生的各个阶段。处于不同阶段中，如何一步步有智慧地选择快乐又健康的道路？希望本书的健康知识密码能给大家一些启迪，让快乐与健康伴你同行。

人生艰辛又精彩

我当了一辈子的医务工作者，虽然屡经具体职务的变换，但幸运的是，我从未离开过医学实践、教育与科研的岗位。至今虽然已近 92 岁高龄，但是对人民、对患者关爱之心始终如一。在我距离完成人生使命不远的今天，想分享一点我的人生故事，用我的初心，谨向我的同行和我的服务对象，分享我所体会的，智慧又快乐的健康密码。

我出生于一个医学之家，父亲闻亦传是美国芝加哥大学理学博士，从事组织胚胎学研究，回国后在协和医学院任助理教授，是闻一多的堂兄。母亲桂质良是美国约翰斯·霍布金斯大学的医学博士，专业为儿童心理学及神经精神病学。他们都是通过庚子赔款出国留学的学子，学成回国后，用医学知识为人群服务，报效祖国。

不幸的是，在我 5 岁时，父亲因肺结核大量咯血而去世。我和姐姐闻玉平全由母亲一人抚养。在日寇侵略的年代，我们极其困难地维持了生存。即便生活再艰苦，母亲挣扎着身兼三四职，努力让姐姐和我获得优良的教育，奠定了我们从事医学的基础。

1951 年，我 17 岁中学毕业时，母亲以开放的态度随便我选择专业。我的第一志愿只有一个，就是国立上海医学院。当时我很执着，只填了一个医学院，因为我知道上海医学院是国人自己办的，在抗战时坚持在内地办学，老师们不开业赚钱，不仅专业知识一流，为民服务的精神也是一流。所以我是“非上海医学院莫属”，如果进不了上海医学院，自己填的第二个志愿就是新闻系了。发榜的清晨，我赶到报摊买报纸，手颤抖着打开报纸一看，我以第 9 名被国立上海医学院（简称上医）录取！学号是 51079。当时欣喜若狂，都走不动路了，只好坐了辆三轮车回家。

进入上医后，我得到了许多医学大师的亲自教诲。1956 年自医学内科毕业时，母亲（当时已是第二军医大学的三级教授）突然不幸患病逝世，家中经济马上陷入困境。当时正值全国招考副博士研究生，我如任助教，每月薪酬可有60元，而研究生只有45元津贴。玉平姐坚持要两人共过苦日子，支持我报考研究生，最后我被录取为上海第二医学院一级教授余贺的研究生。此后，还分别获得微生物学家林飞卿教授及免疫学家谢少文教授等大师的亲自培养与教育，终身受益。

我的医学人生多难又多彩。回忆过往的岁月，毕业后我根据国家规定，去了浦东，与贫下中农同吃同住同劳动，挖泥开河；以后，在青浦各公社大队，从搬门板做病床，到建立简易病房，为农民注射锑剂，开展治疗血吸虫病的工作；参加过南汇县抗击副霍乱，每天清晨去鱼市场采样，以快速检测保证输入上海的鱼无副霍乱弧菌污染。在“文化大革命”期间，我与学生们去了贵州剑河县，为贫下中农服务及培养赤脚医生，直至开门办学，我被召回上海，与工农兵学员在青浦朱家角人民医院担任教学职务9个月之久。恢复高考后，国家进入了正常的教学及科研秩序，我在谢少文老师的指引下，深入边疆学校调研，分别为延边医学院、青海医学院、大理医学院、遵义医学院和石河子医学院等培养了微生物专业师资。

在国家改革开放政策的指引下，当年已是45岁的我先后被选派往英国伦敦大学热带病研究所及美国国家卫生研究院进修，专攻乙肝病毒的研究，从此除了教学，我的研究就与攻克慢性乙型肝炎结下了不解之缘。在国外时，我发现自己已经难以与同龄的国外专家竞争，所以在美国国立卫生研究院进修一年后就马上回国，于 1986 年起建设卫生部分子病毒学实验室，“筑巢引凤”，招贤纳才。当时有记者问我：“许多学生经你培养后，出国不回来，你悲伤吗?”我回答：“不悲伤，但理解”“总有几个立志国内创业者会回来。”至今，教育部/卫生部分子病毒学实验室已有 40 余名科研骨干和近百名研究生，是我国培养人才及提供学术成果的重要基地之一。至此，一代代新人正在茁壮成长，我无比欣慰。

余生奉献更快乐

春雨夏霖，秋风冬雪，四季风景各异，人生也是如此。生命是有限的，奋斗的目标却是无限的。现在虽然体力与脑力已远不如年轻时代，但我仍决心将“最后一公里”的余力，与中青年专家一起，编撰这本为社会服务的科普书，继续以自己的方式为人民服务，快乐又健康地奉献。

在人生的不同年龄段，始终能保持快乐又健康的心态和体态很不容易。关键在于要懂得健康的规律，也就是会解析出快乐与健康的密码。本书选择了常导致困惑的重要健康问题，由各科专家有针对性地用科普的语言提出问题，再一一解惑。所邀请的作者都是目前处于第一线的著名的教授、中青年专家。他们不仅在专家门诊为民解惑，还从事一些临床疑难杂症的研究与诊治工作。我有幸邀请他们在繁忙的临床工作之余，撰写各相关章节。幸运的是，他们都很“买我的面子”（沪语，“讲情面”之义），愿意为健康者、患者及家人们提供有价值、有意义的简单明了的“真材实货”。

全书既有讲述如何保持健康的科普章节，如“快乐的饮食长寿之道”“运动中的智慧和安全”“看不清怎么办”“快乐开心最重要”等。这些章节侧重于教导人们如何保持健康。同时，又提供了对疾病的认识与防治知识，涉及代谢性疾病、骨关节疾病、心血管疾病和传染性疾病等。本书不只是说方法、开药方，因为每个人都各有特点，需要了解的内容各不相同。因此，本书力求立足科学，以简洁而明了的讲解方式从基本道理入手，把健康与疾病防治的要点逐层揭示，希望能为“智慧人群”解惑，为广大百姓提供保健及疾病防治的入门钥匙。

本书的各位作者都是各专业的专家，每位都“身手不凡”、心系大众，相信读者会通过他们的点睛之笔，享受“八仙过海各显神通”的特色，从阅读中获得知识与乐趣。

最后，希望本书能为我国推广“百姓的智慧医学”提供一些正能量，感谢副主编赵超和全体作者的无私贡献，也感谢支持本书创作的各界人士和出版社。让我们一起解锁健康密码，跨越年龄的界限，跨越知识的差距。边读书边理解，享受快乐又健康的生活。

中国工程院院士
复旦大学上海医学院

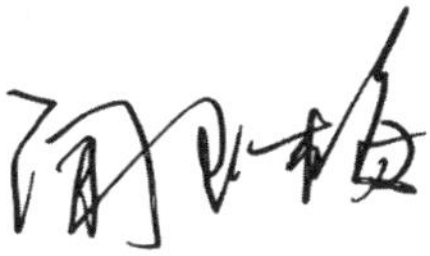

2025 年 6 月

目录

PART 1.

健康的要素

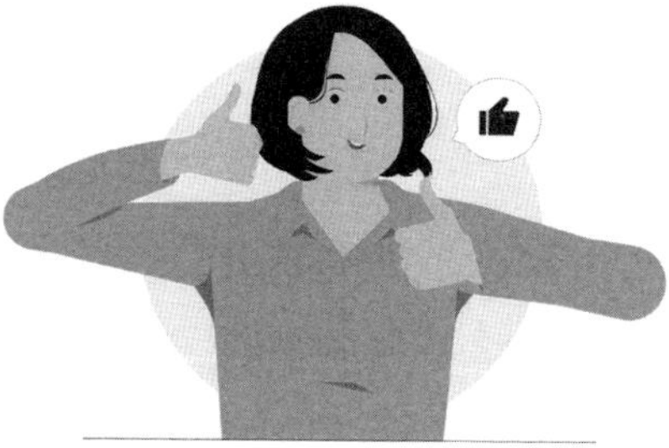

目录 PART 2.

有病不焦虑

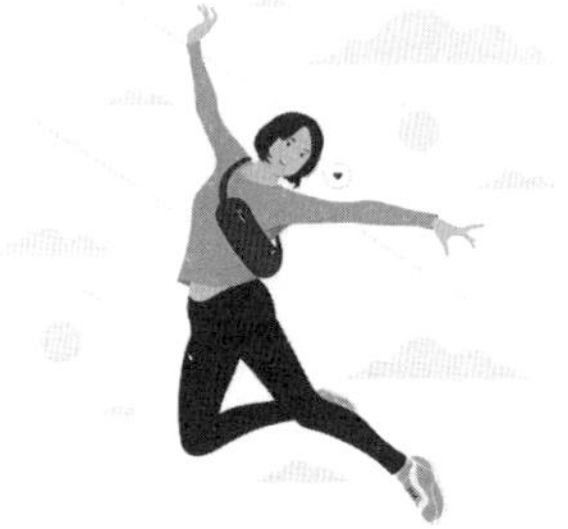

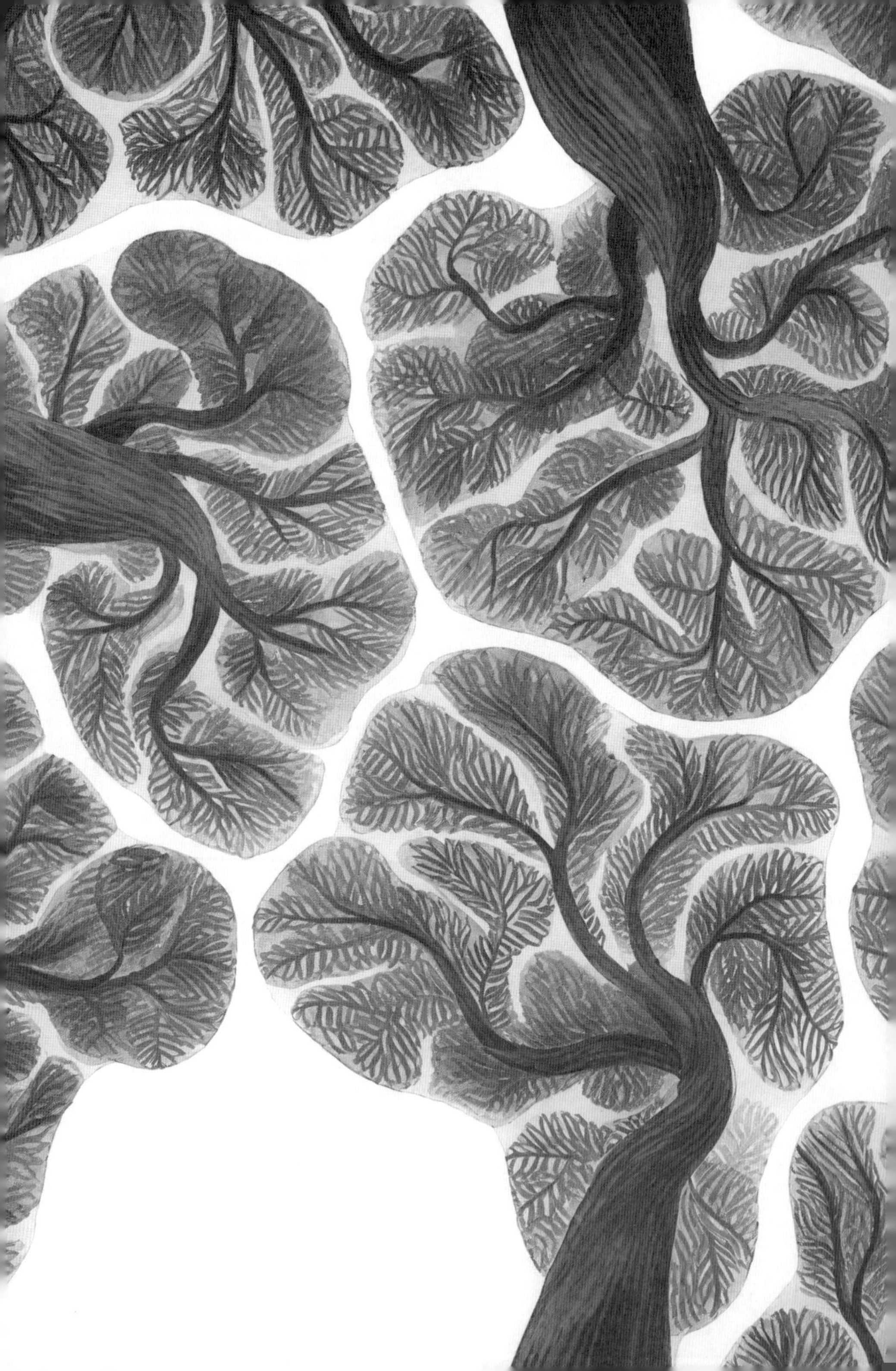

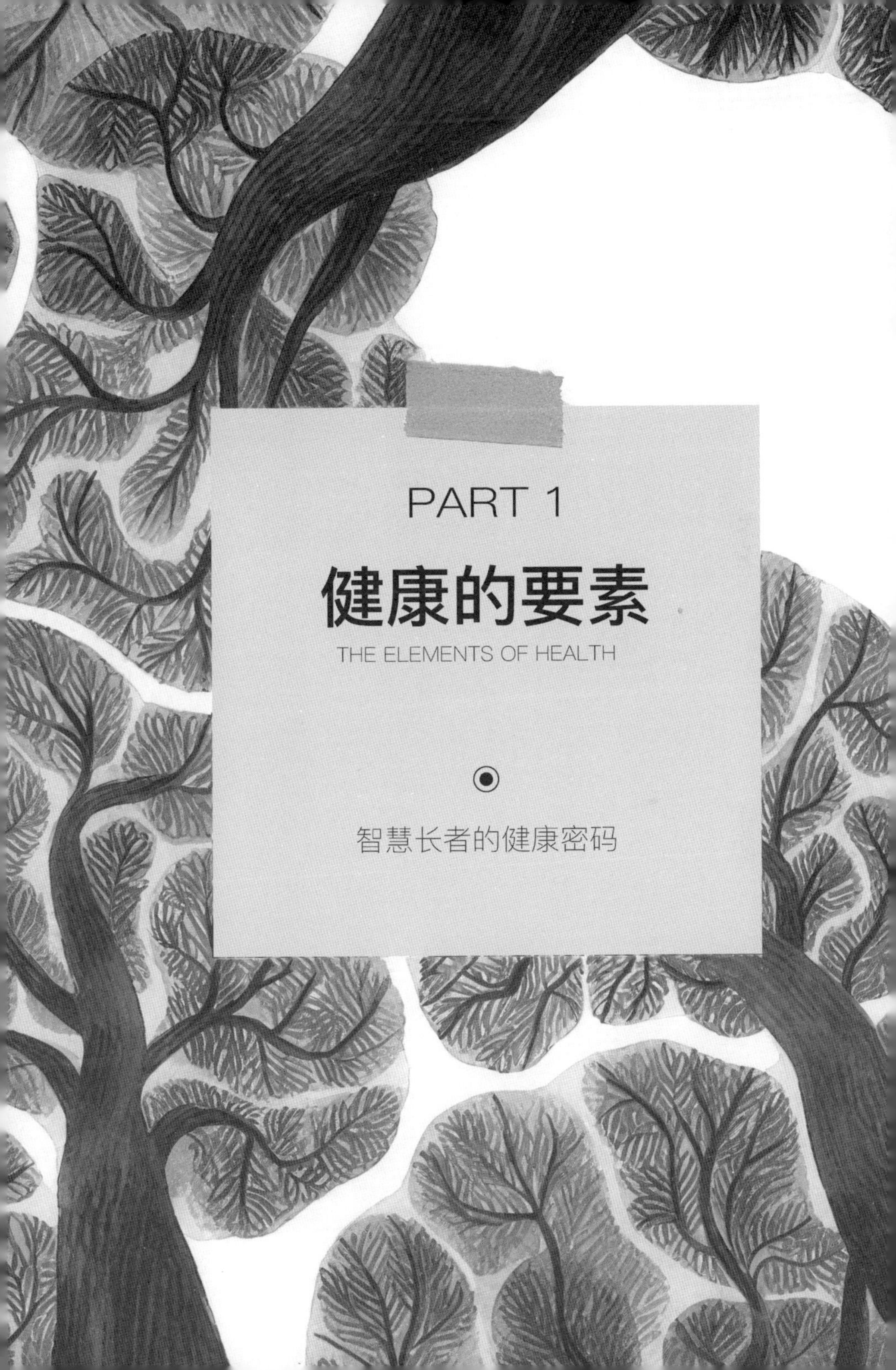

PART 1

健康的要素

THE ELEMENTS OF HEALTH

智慧长者的健康密码

一、我们奇妙的身体

我们的生命是奇妙的。人体类似复杂机器精妙运转，但远比机器更复杂。我们先一起来了解一下自己的身体是怎么运转的，这会帮助我们更好地理解健康、衰老和疾病。

1. 我们的身体是如此神奇

(1) 人体是一个完整协调的生命体

首先，我们必须认识到人体是一个完整的生命体。虽然以下在分析健康与疾病的具体问题时，会仅针对身体的某一部分，但是人体各部分互相有牵连与影响，不可忽视整体的概念。“牵一发而动全身”不是没有道理的。我们的生命处于一个活动的、变化的过程中，生命协调着各脏器的功能，维系着内环境的稳态，合理地对外界刺激产生应答，总称为有不同的生理功能。这些生理功能多数是可被观察或测量的，比如心脏跳动频率、一天的排尿量、吃一顿饭产生的能量或血糖升高的幅度、女性月经周期等。当外界环境对人体产生刺激时，我们身体就会做出适度的反应，也就是生理调节。人体生理功能的调控主要通过几种方式实现：神经调节、内分泌调节和免疫调节等。

1）神经调节：人体可通过神经系统的活动来调节身体各组织、器官、系统的功能，其特点是准确、迅速、持续时间短暂。除了这些有意识的神经调节外，还有一类被称为自主神经或植物神经系统的调节，通常是无意识的，比如心跳、呼吸、消化、瞳孔反应、排尿等。由于这些功能在没有意识控制的情况下也能自动进行，类似植物的生长和反应，因此有时被称为“植物神经”。这个自主神经系统也可以分为两个部分。

交感神经系统：可以较为形象地比喻为负责应对“战斗或逃跑”的反应。想象一下，当人体面临压力或危险时，交感神经系统会被激活，导致心跳加快、血压升高、瞳孔放大等生理反应，以帮助身体应对紧急情况，类似一个人在战斗。

副交感神经系统：它与交感神经系统相反，负责“休息和消化”的反应。当人体处于放松状态时，副交感神经系统发挥作用，帮助降低心率、促进消化、保存能量等。类似你在饭后安静地坐在舒服的椅子上小憩的场景。

这两个系统相互平衡，共同维持身体的内部稳定，即“内环境稳定”。自主神经系统的失调可能导致多种健康问题，如焦虑、高血压、消化不良等，随着年龄增加，有些个体可能会遇到这样的问题。

神经调节的基本过程是反射，其结构基础为反射弧，包括感受器、传入神经、神经中枢、传出神经和效应器，完成从信息采集到传输，到决策响应（包括高级神经活动和低级神经调节机制），命令下达和传出，到最后的执行（如主动动作、消化腺体分泌活动等）。举个例子，当血液中氧分压下降时，颈动脉等化学感受器兴奋，通过传入神经将信息传至中枢，导致呼吸中枢兴奋，再通过传出神经调节呼吸肌群，加强呼吸运动，吸入更多的氧，维持内环境的稳态。

2）激素与代谢调节：我们身体很多生理功能的调节都

需借助一些化学物质（如激素、代谢产物）作为信息的传递者，它们通过体液途径（血液、组织液、淋巴液）对人体某些系统、器官、组织或细胞的功能起到调节作用。这种调节的特点是作用缓慢、持久而弥散。例如，胰岛素能调节组织、细胞的糖与脂肪的新陈代谢，保持代谢的平衡。

3）免疫调节：人体在应对外来入侵、衰老细胞和肿瘤等异常成分时，需要一种识别以及处理的机制，这套机制就是我们的免疫系统。这个系统可抗感染、杀伤肿瘤、监视身体异常变化、维持免疫系统自身稳定。免疫系统如同一套相对独立的体系，自我维持着有序的工作，免疫调节能力的变化也会带来一系列全身的变化。

4）机械调节：组织和细胞在不依赖于神经、体液调节的情况下，自身对刺激也会发生的适应性反应过程，是一种机械调节。其特点是受物理因素调控，调节幅度小。如，骨骼肌或心肌的初长（收缩前的长度）能对收缩力量起调节作用。

此外，情绪也会参与对人体的调控，这个过程相对复杂，需要神经内分泌等多系统的参与。其机制包括精神因素引起神经递质、激素等的变化，直接或间接调控心血管系统、呼吸系统、内分泌系统和免疫系统等的活动，并进一步产生后续的人体反应。举一个常见的例子，当我们遇到紧急情况时，紧张情绪会引起肾上腺素迅速分泌、毛细血管收缩、心跳加速、呼吸加速、肌肉绷紧等。短时一过性的这类情绪调节，充分调动身体多系统协同工作，可以应对外界危害。但长时间的情绪因素往往会使得这些调控过度反应或敏感性下降，对身体产生不良后果。

这些调节方式相互配合，共同完成人体生理机能的调节，以维持内环境的稳态和适应外界环境的变化。

(2) 长期的生理调节

我们的生理调控过程一般不会持续很长时间，但有时候我们会反复经历某些事件。在长期的适应过程中，人体逐渐会产生规律性反应，比如天黑困倦要睡觉、到了饭点感到饥饿等，这种现象属于生物节律相关的现象。生物节律背后的机制是，在外界信号的刺激下，人体复杂的神经-内分泌网络调控的系列周而复始的过程；我们平时常说“生活规律”“养成习惯”，大致就是生物节律在一段时间形成一种固定模式后发挥作用，并且在基因层面较为长期地稳定下来。最近有研究发现，这种表观遗传信息也可以通过生育，传递给下一代。相较于青少年，老年人形成的生物节律一般更加稳固，改变需要更长时间。

我们一般把细胞看作组成人体的最小功能单位，在一个典型的细胞中，脂质双分子形成的膜性结构形成了细胞的外衣（细胞膜），分隔开不同的细胞个体以及细胞与细胞外物质（基质）。膜性结构在细胞内也形成了各种细胞器，包括储存遗传物质的染色体所在的细胞核、内质网（蛋白质合成加工的场所）、线粒体（能量供给源泉）、高尔基体和一系列囊泡、内吞体、溶酶体（垃圾处理站）等。细胞通过膜上的分子感受外界刺激信号，并产生响应，把外部刺激信息转化为细胞内的信号，并一级级传递下去，大部分信息会传递进细胞核，影响细胞遗传物质和信息载体的DNA。DNA一般可以通过转录出一种带有指导蛋白质合成的核酸序列（我们称为信使RNA），来合成蛋白质。这些蛋白质是生命体行使各种功能的最重要的一群分子。如我们需要消化食物的酶、运输氧气的血红蛋白、支撑组织弹性的胶原等，都是蛋白质。除了蛋白质，一些特殊的RNA也会起到调控细胞生理活动的作用。人体是由不同类型的细胞组成的，它们虽然遗传信息相同，但是在分化后，变成了不同的类型，行使不同的功能。比如，神经细胞负责神经信息和活动，肝脏里的肝实质细胞则负责物质和能量代谢、参与胆汁合成和消化酶合成等。

不同的细胞为更好地行使特定功能而有序地组织起来，形成组织。它由不同细胞和细胞外的物质有序排布组成，特定或系列组织则在必要的支撑等结构的包绕下形成了器官。比如，心脏这个器官由心肌组织、支配的神经组织、管腔内的内皮组织、外部的结缔组织等组成。在心脏有序跳动的过程中，神经组织传递信号，驱动心肌组织有序收缩和舒张，维系着正常的心脏功能和调控。人体在老化过程中，组成的某些细胞先行衰老，导致细胞功能减退，可能会影响组织的正常功能，进而影响器官功能。随着年龄增大，肺的通气功能下降，背后的根本问题是组成肺的细胞或周围基质产生了衰老变化，如内皮老化和纤维增生等改变。

2. 身体在不同年龄段有独特的特点

(1) 不同年龄段的生理功能

人体从胚胎发育到新生儿诞生，从婴幼儿有序发育到青少年快速成长，青年期大部分器官功能成熟，发育占据主导过程。各个时期，我们可以观察到各种生理功能的变化，比如身高体重增加、肌肉力量加强、心肺功能增强等。随着年龄步入中年，组织器官内部分细胞衰老，新生的细胞可补充因为衰老而丢失的细胞，大部分组织器官可以维持很好的状态，表现出生理功能稳定，应对外界刺激的抵抗能力也较强。这个时期也会出现部分器官功能下降的倾向，如精密测量下发现成年后的肾单位在逐渐减少，只是因为人体有足够的储备能力，肾功能并未发生改变，但随着年龄进一步增加，肾小球滤过率会下降。女性在产后也开始出现骨量丢失现象，随年龄增加不断丢失，到绝经期前后还会加速丢失，容易导致老年女性骨质疏松等问题。在从青壮年到老年期的转变过程中，有些生理功能是渐进性减退，有些则是跳崖式下降。近来对于增龄过程中，不同组织器官功能变化规律的研究，特别是变化轨迹的动态研究，为这种生理功能减退规律找出了背后的原因，也为早期干预提供了科学参考。

(2) 生理功能变化与健康和疾病密切相关

随着年龄增加的生理功能的变化，往往伴随着健康状态的改变和疾病的发生，我们既要关注这些变化，也不必过分担忧。这些变化中，与疾病发生或外界无关的一类变化属于生理性衰老范畴，它们多是温和可控的，并且伴随人体功能的代偿机制，生理性衰老一般不会影响人体的健康和正常生活。另外一些变化，则是混杂了疾病或外界因素的危害而导致的功能减退，即病理性衰老。往往表现为急速的、幅度较大的变化，通常引起明显健康损害，并影响生活质量，需得到关注和积极干预。我们要关注这些生理性衰老与病理性衰老，以及科学的预防和干预手段。

3. 老年人的身心变化特点

随着年龄增加，我们的身体、精神状态和心理都会悄无声息地发生变化。有些变化是生理性的，表现为渐进的、缓慢的、不易被察觉的，有时候也可能是波动的，或停滞的。比如，可能无意间发觉自己的肌肉松弛了，食量下降了，等等。另一些变化往往与重大疾病、创伤、突发遭遇、应激等相关，我们常常所说的“大喜大悲”就是一个典型的诱发病理性变化的例子。这类变化往往是突发的、程度剧烈的、引起身体和心理明显不适甚至疾病，而结局可能是不可逆的，或通过积极的自我或外界干预才能恢复。

（1）老年人身心变化规律

在经历身心状态变化的转变期时，我们往往感受到这种转变带来的直接或间接的一些变化，如女性重复经历的月经期、持续较长一段时间的更年期，我们称之为转折期。在两个转折期之间，我们身心状态平稳，甚至感受不到明显的身体和情绪波动，这个时段我们称之为平台期。我们把每个期做一个连线，就可以描绘出一条人体身心状态的变化规律曲线。采用不同指标来描绘曲线，可以反映出人体不同指标/状态的变化规律。如果我们设定不同的尺度（可被记录的最小值，又称阈值），这些曲线会有所不同。当尺度很小时，这些曲线随时间不停地波动，如同我们的心电图或呼吸频率图一样，但除非有意识地去关注，平时并不会感受到心脏跳动和呼吸运动的存在。这实际上是一种人体的生理适应，哪怕遇到一点小小波动，如快走几步、心跳加快、呼吸加速，这种变化也往往会被忽略。这个过程中，我们主动提高了感受的尺度，体现在曲线上就是把尺度提高后，这些小的波动被忽略，留下的是那些幅度较大的变化。我们会发现这些变化的曲线长期处于稳定的平台期，经历转折期后，进入下一个平台期，如此往复。

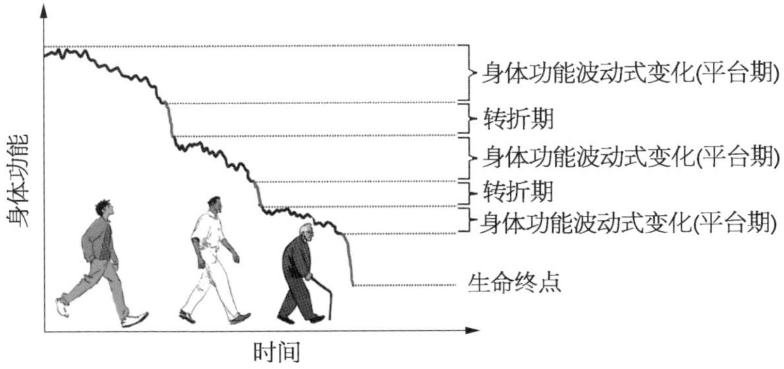

身体功能随年龄变化模式

这一曲线中展示的重要转折点，为我们健康干预的时间点选择提供了科学的依据，并且曲线变化趋势可为健康干预和疾病治疗效果、预后预测提供动态的跟踪依据。最近，在《自然·医学》上发表的一篇研究就是采用该思路，描绘出女性血清指标随着年龄变化的规律和转折点。我们的研究成果（见下图）也佐证了随年龄变化，人体肠道菌群和人体代谢产物会呈现分段式变化的规律。这些前沿医学研究，找出了产生变化的几个时间节点，可为理解衰老并干预衰老、预防老年相关疾病提供直接证据。

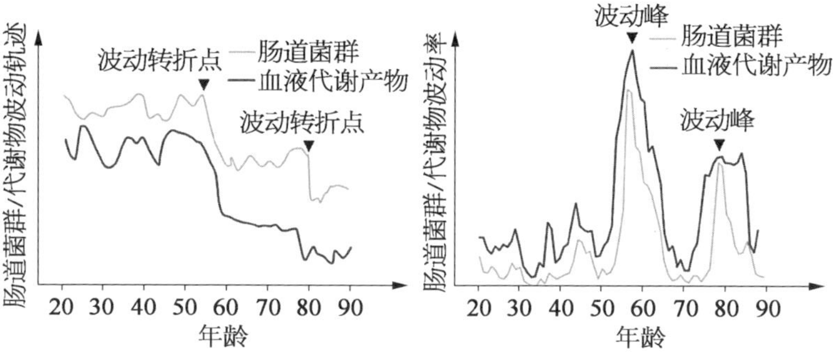

肠道菌群/代谢物随年龄变化轨迹

（2）身体变化的具体表现

衰老过程中，会伴随着物质基础及相应的功能变化。从宏观到微观角度，我们来简单看一下这些具体的变化。

首先，维持人体外在形态和支撑作用的组成结构，如骨骼、肌肉、皮肤、皮下组织，以及支配它们的各类神经会发生改变，导致外表、姿态和动作的改变，所谓“老态龙钟”，大抵就是描述人体衰老时发生的这种肉眼可见的外在变化。还有老年人常听说的骨质疏松，它是一种常见的代谢性骨衰老变化，主要表现为骨量减少、骨组织微结构退化，可导致骨脆性增加、易于发生骨折。老年人时常感到腰背疼痛，但似乎也无固定部位，外形表现为身高变矮、驼背等，这些都可能是骨质疏松引起的。

其次，全身重要脏器的衰老变化，一般表现为组成这些脏器的细胞老化或数量减少，或被其他细胞类型取代，或细胞外基质变化（称之为组织学改变），从而导致脏器重要功能减退。

再次，全身系统性网络协调功能减弱。我们知道神经-内分泌-免疫网络在维系正常人体功能中发挥重要作用，组成这个网络的关键环节发生变化，可能会影响网络的协调，造成稳态失衡，调控能力下降。这很可能可以用来解释为什么老年人常出现身体多种问题或多病共存。此外，随年龄增长而发生的免疫系统的退化，往往与身体的系统性变化有关。抵抗感染、清除肿瘤和衰老细胞、维持免疫稳态是免疫系统的重要作用，参与调控神经网络活动、代谢也是免疫系统的重要作用。我们常说“人老了免疫力低，抵抗力差”，本质上是对衰老过程中免疫功能减退的笼统描述。

最后，不得不说的一点是代谢功能的变化。人体老化过程中，伴随着对代谢物的分解和利用程度的变化，导致对各类物质的利用方式不同，也会产生不同的结局。如老年人合成代谢能力下降，特别是利用氨基酸合成蛋白质能力降低，脂肪分解利用能力减弱，血糖调控能力下降等，可表现为血脂升高、糖耐量异常，人体损耗时血清白蛋白含量降低等。一些老年人的体检化验单结果似乎总是在正常值临界点附近波动，还有一些老年人的部分指标超过正常范围一点点，这间接反映了肝脏等物质代谢核心器官和调控物质代谢的系统出现功能减退的老化表现。

（3）为什么老年人感官与运动的变化较明显

我们知道，感官是人体接受外界信号，并做出判断的信息来源，正确的感官信息是对外界刺激做出合理反应的前提。随着增龄，人体感官会产生一些变化，比如敏感度下降，甚至出现偏差等情况。我们来看一下感官是如何产生的，就更加容易理解衰老过程中感官变化的环节和产生的原因。

感官的产生需要以下的过程：感觉信号被外周感受器（如感觉神经末梢、视神经）接受，然后信号经神经传导进入中枢神经，并进行加工处理，最后产生被大脑认知的信息，包括味觉、嗅觉、触觉、痛觉等直接刺激信号的信息，需要高级神经活动处理的视觉和听觉，以及更复杂的语言和精密活动。衰老过程中，感官的变化可由多个环节变化引起。如味蕾的功能减退，可能造成味觉的不敏感；视力下降，可能是眼睛成像功能减退，如视网膜感知能力下降，也可能是神经传递或大脑神经元信息处理能力减退引起。老年人常会感到运动能力减弱，除了我们上面提到的肌肉退化、关节功能减退、骨质疏松引起的运动受限外，视觉能力下降、神经协调能力减退导致的运动不协调也是常见原因。

老年人感官功能减退可以找专业医生搞清问题源头，然后采取针对性措施，寻求必要的帮助。

(4) 认识老年人心理变化特点

随着年龄的增长，老人们可能会遇到孤独、抑郁、焦虑，以及对健康和未来不确定性的担忧等问题。这些心理变化与生理变化、社会角色的转换、应激事件以及生活环境的变化有关。老年人可能会经历以下几种心理变化：

1）认知功能变化：随着年龄的增长，老年人的记忆力、专注度、注意力和处理信息的速度可能会下降，这可能会导致他们在日常生活中遇到困难或不适。这些变化可以由身体的物质基础，比如激素、神经递质改变，也可由复杂的内外环境引起。

2）智力变化的不平衡性：我们会想当然地认为老年人会产生智力下降，其实不尽然。有证据支持，流体智力可能会随着年龄增长而下降，而晶体智力则相对稳定，甚至可能随着经验和知识的积累而上升。所谓流体智力是个体通过遗传获得的、在信息加工和问题解决过程中所表现出来的能力，是一种潜在智力，主要和神经生理的结构和功能有关，属于天生具有的，并且可以在各类需要智力的活动中转化（流动），所以叫流体智力。例如，瞬时记忆、思维敏捷性、反应速度、知觉的整合能力等。晶体智力则主要是后天获得的，受文化背景与知识经验的影响，与学习能力密切相关，是经验的结晶，所以叫晶体智力。例如，知识储备、词汇量、计算能力、经验等。

增龄过程中，智力的不同侧面有进有退，老年人完全可以扬长避短，做个有大智慧的人。

3）动机与需要的变化：老年人一般自由支配时间充足，生活经验丰富，对生活基本方面的关注度减弱，会更加关注自身的健康和保障，对家庭和社会的情绪依赖性增加，同时对尊重和自我实现的需求依然存在，甚至更加敏感。

4）情感变化：老年人会经历更多的消极情绪，如孤独、无用感、无助感和抑郁，但积极情绪如愉快感和自尊感也更加容易被感知或者放大，所以积极的心态，让老年人更易朝向正向情绪。

5）个性变化：老年人的个性可能会变得更加保守和固执，但这种变化可受周围环境的影响。因此营造一个让老年人认识自我、增加交流的环境，可以保持好的个性。

健康密码　和老化友好相处

我们知道了人体老化过程中生理的变化规律，就会更加容易理解我们健康的变化。在关注这些变化时，我们还需重点关注变化发生的时间早晚（多少岁开始变化），变化速率（是否变化很快）等问题。同时，我们身体有强大的代偿能力，在某些功能减退时，可伴有相关功能的变化，产生伴随效应或补充效应。这些科学理论对于我们理解衰老的健康状态、识别疾病，并采取针对性措施有指导意义。

我们每个人在生命的每个阶段都会经历变化，这是正常的生命现象。客观对待，学会科学理性判断，我们就会和这些变化友好相处，增进身心健康。做好充分心理准备，就可从容应对。

复旦大学上海医学院　赵超　赵超

二、快乐的饮食长寿之道

良好的膳食营养是老年人保持身心健康状态的基石。这里提供一份科学的膳食营养指导和建议，让营养均衡的膳食成为追求健康长寿道路上的得力助手！

进入老龄阶段，人的生活状态和社交状态会发生很大改变，身心功能也出现不同程度的衰退，包括咀嚼和消化能力下降，视觉、嗅觉、味觉反应迟缓等。这些改变可能让老年人更容易患营养不良，身体抵抗力也会跟着减弱。但与其他年龄段的人群一样，老年人同样保持着对健康与快乐生活的深切渴望与追求。

1. 老年人快乐、幸福感提升与饮食的奥秘

保持心情愉悦与提升幸福感对于老年人而言，不仅能够使他们的日常生活更有满足与充实感，还具备诸多实实在在的健康益处，包括改善血压水平、增强免疫系统功能，以及促进长寿等。近年来，饮食习惯也被视为影响一个人终身健康的关键要素之一。我们可以从五个维度了解如何让“吃”变得更加开心和满足。

(1) 每天吃早餐，规律三餐，适量零食：健康饮食习惯是快乐的基础

营养素，不仅是身体的“燃料”，更是心灵的养料。科学研究显示，饮食习惯与幸福感之间可能存在着一种相互促进的“甜蜜循环”，拥有较高幸福感的人群往往有着更健康的饮食习惯，而良好的饮食习惯又会进一步提升幸福感。

不规律的饮食习惯，尤其是不吃早餐，会导致老年人

因频繁的饥饿感而不自觉地摄入过量食物，增加超重和肥胖的风险，进而提高代谢综合征的发生概率。而每日的进餐次数减少，比如不吃早餐或者只吃两餐，大脑的能量供应可能会受到干扰，幸福感会随之下降，甚至导致情绪不稳定或者抑郁。

每天吃早餐是健康饮食习惯中不可或缺的重要一环。早餐是提升大脑认知功能的“秘密武器”，不仅能增强专注力和记忆力，还能降低抑郁的风险。规律吃早餐的人往往拥有更健康的体重。除了早餐，每日的进餐频次也与幸福感息息相关。

进餐频次遵循每日三餐，并搭配1～2次零食的人群，幸福感最高。

(2) 足量水果和蔬菜摄入：健康与心情的双重守护者

充足的水果和蔬菜是给老年人健康加分的好帮手。某些特定种类的果蔬更是公认的让人心情变好的“快乐食物”，例如香蕉、苹果、柑橘类、浆果（特别是蓝莓、草莓）、葡萄柚、猕猴桃等水果，以及胡萝卜、生菜、黄瓜和绿色叶菜（尤其是营养丰富的菠菜等）。

果蔬能让老年人心情好，关键在于它们富含营养素。果蔬中的复合碳水化合物和膳食纤维可以帮助调节血糖，还能增加大脑中的血清素含量，从而使心情变得更好。果蔬里的维生素C和B族维生素，能帮助身体抵抗氧化压力，减少让人情绪低落的炎症物质。另外，果蔬中含有类胡萝卜素或多酚等抗氧化剂，还能让大脑合成更多的多巴胺、血清素和催产素，这些物质对提升老年人的幸福感至关重要。老年人的胃口相对有限，多吃点水果蔬菜，就能少吃点不健康的食物，如高糖、高脂的零食。因此，足量的果蔬就像是老年人快乐生活的“调节器”，为他们的身体和心理健康保驾护航。

(3) 巧克力：心血管健康与情绪提升的“甜蜜助手”

近年来，科学研究揭示了巧克力（尤其是黑巧克力）对健康的独特益处，特别是对心血管健康的积极影响。巧克力含有丰富的抗氧化剂、血管活性物质和抗血栓成分，有助于维护心血管健康，对老年人尤为有益。此外，巧克力的美妙口感，以及含有的多酚化合物、酪氨酸等物质，均具有情绪调节的潜力，食用后能显著改善心情。因此，巧克力不仅是一种美味的食品，更是维护心血管健康和提升情绪的“甜蜜助手”，但食用时也需要注意适量。

(4) L-色氨酸：改善情绪的“神奇氨基酸”

L-色氨酸是一种人体必需的氨基酸，它在体内扮演着重要角色，特别是作为制造血清素的关键原料，与情绪调节密切相关。科学家们发现，L-色氨酸能抑制负面情绪，同时增强正面情绪，因此被誉为“情绪调节器”。富含L-色氨酸的食物多种多样，包括乳制品、肉类、豆类及其制品、坚果和种子、蛋类、全谷物以及部分水果（如大枣和香蕉）。通过均衡摄入这些食物，可以有效地补充L-色氨酸，从而有助于维持良好的情绪状态和整体健康。

(5) 共同进餐：幸福晚年的“秘密调料”

共同进餐不仅能够改善老年人的营养状况，减少健康风险，而且与心理健康有着密切的联系。

首先，高质量的社会关系能够提升幸福感。家庭聚餐为家庭成员提供了宝贵的交流机会，在他人陪伴下用餐让老年人感到更加幸福和满足。其次，与家人共享健康食物，不仅能获得身体所需的营养，还有助于养成健康的饮食习惯。这些幸福感的提升能给老年人的生活带来更多积极影响，包括更健康、更长寿以及更和谐的人际关系。因此，老年人不妨多与家人、亲友共享用餐时光，这是幸福晚年的“神秘调料”。

2. 中国老年人膳食指南：健康长寿的饮食智慧

随着岁月的积累，老年人在增加人生阅历的同时，也面临着身体功能逐渐衰退的挑战。合理的膳食不仅能够维持身体健康，还能有效延缓衰老，提升生活质量。《中国老年人膳食指南》为老年人提供了科学的饮食建议，帮助他们通过合理饮食，实现健康长寿的目标。

(1) 食物品种丰富，动物性食物充足，常吃大豆制品

老年人的饮食要做到食物品种多样化，尽可能每天吃 12 种以上，一周吃 25 种以上的食物，这样才能确保身体获取到各种必需的营养素。主食要粗细搭配，既可以有米饭、馒头、花卷，还可有小米、玉米、荞麦、燕麦等多种杂粮谷物，土豆和红薯也可作为主食的补充。每顿饭都应有蔬菜，

深色叶菜是首选，比如油菜、青菜、菠菜、紫甘蓝等。还可以把不同蔬菜搭配在一起吃，比如炒土豆丝里加点青红椒、莴笋或胡萝卜丝。水果要多样化，如苹果、橘子、桃子、梨、草莓、葡萄、香蕉、柚子等，建议每种吃得量少些，种类多一些。

动物性食物不仅要换着花样吃，还得吃够量。动物性食物包括鱼虾贝类、畜禽肉、蛋、奶类，还有一些动物内脏类食物。每天平均吃 120～150 g，其中鱼 40～50 g，畜禽肉 40～50 g，蛋类 40～50 g；畜肉多吃瘦肉，鱼肉就选刺少的鱼脯（鱼肚）；还可以和蔬菜一起烧，比如鸡蛋炒西红柿、土豆炖肉等。

吃不同种类的奶类和豆类食物。老年人应选择适合自己身体状况的奶制品，比如鲜奶、酸奶、奶粉等，每天喝 300～400 mL 牛奶或蛋白质含量相当的奶制品。大豆及其制品是我国传统的健康食品，口感细软，品种多样，老年人可以食用豆腐、豆腐干、豆皮、豆腐脑、黄豆芽及豆浆等，每天吃 15 g 大豆或相当量的大豆制品。

老年人的饮食习惯要规律，可以采用三餐（正餐）两点（点心）或三餐三点，每次正餐占全天总能量的 20%～25%，每次加餐的能量占 5%～10%。早餐要有 1 个鸡蛋、1 杯奶和 1～2 种主食，中餐和晚餐各有 1～2 种主食、1～2 种荤菜、1～2 种蔬菜和 1 种豆制品。

（2）分享美食，交流心得，食欲和愉悦双提升

做饭和分享美食有利于帮助老年人保持积极、乐观的

情绪。老人们和家人、亲友一起选食材、做菜、尝尝味道、互相交流美食心得，感受来自亲友的关心与支持，这是让老年人保持快乐心情的重要小妙招。同时，采取不同的烹饪方法让食物更美味，提升食欲，能让老人们更多地体验不同食物的美妙滋味，心情愉悦地享受晚年生活。

（3）积极户外活动，延缓肌肉衰减，保持适宜体重

吃得好、锻炼得当，是让老年人肌肉不轻易流失的秘诀。老年人应该减少静坐、躺卧的时间，积极地锻炼身体，多选择散步、快走、太极拳等动作缓慢柔和的运动。

传统观念认为老年人“有钱难买老来瘦”，觉得瘦才代表身体健康。但科学研究表明这种观念不太对，太瘦的老年人抵抗力降低，死亡率还高。老人的体重不要太轻，体质指数（BMI＝体重÷身高的平方，体重单位：千克；身高单位：米）保持在20～26.9比较合适。

如果老人已经出现肌肉衰减，该怎么做才能增肌养肉呢？营养专家建议要做到以下4点：① 多吃鱼禽肉蛋，以及奶和豆类，食物多样少限制，鼓励多种方式进食，保证充足食物营养摄入；② 食物细软，调整食物结构，丰富食物风味；③ 少量多餐，宜采用三餐两点或三餐三点；④ 常规口服营养补充剂和/或优质蛋白质粉，选用营养强化食品、膳食补充剂，提高膳食质量和营养素密度。

（4）定期健康体检，测评营养状况，预防营养缺乏

老年人得把健康放在心上，根据自身状况每年到有资质的医疗机构参加1～2次体检。

鼓励老年人关注自己的饮食，经常自我测评营养状况，定期称体重。如果因为疾病或身体功能改变导致饮食上有特殊需求，要听从医学营养专业人员的指导，科学精细调控饮食，这样才能在疾病治疗或康复期间得到足够的营养支持。

通过综合考虑膳食营养、心态和生活方式的各个方面，能帮助老年人更好地享受每一餐，增强免疫力，维持整体健康。

3. 合理使用营养品和老年友好食品

（1）老年人需要合理使用营养品

当高龄或衰弱的老年人吃的东西变少，连目标量的80%都达不到时，就需要在医生和临床营养师的指导下，及时使用特医食品进行口服营养补充。老年人每天可补充400～600 kcal（1 kcal≈4.18 kJ）营养品，其中含有15～30 g蛋白质，一天分2～3次服用，至少连续补充4周。这些营养品可在两顿饭中间吃，既补充营养，又不耽误吃正餐。对于无法正常饮食的老年人，建议小口啜饮（每小时喝50～100 mL）液体营养品，这样能让他们保持身体功能，改善营养状况，提高生活质量。

（2）吞咽障碍老年人可选用及制作易食食品

如果老年人进食时出现咀嚼困难、吞咽费力、食物滞留或咳呛等情况，要当心这是吞咽障碍发出的信号。吞咽障碍会影响摄食及营养吸收，还可导致食物误吸入气管，引发吸入性肺炎，产生焦虑、抑郁等心理问题，严重者可危及生命。对于有吞咽障碍的老年人，需要提供易食食品。

通常在制作易食食品时要注意：① 把硬的食物变软，可以把食物搅拌粉碎，这样吃起来相对轻松很多；② 把稀的食物变稠，在液体如水、饮料、果汁或牛奶中加入增稠剂，让它们在被吞咽的过程中流动得慢一些，可减少误吸；③ 固体和液体的食物分开吃；④ 食物质地要均匀、顺滑。

吞咽障碍老年人需要经过吞咽功能评估后，在医生和临床营养师的专业指导下挑选合适的食物，并进行合理配制。

4. 老年人健康食谱实操示例

为老年人挑选食材时，优先选择当季新鲜的食材，这样吃起来既健康又美味。做饭的时候，多用炖、煮、蒸、焖等烹饪方法，让食物变得细软、容易消化。尽量避免煎炸、熏烤等烹饪方式，减少油脂和有害物质的摄入。老年人的味觉可能减退，可以用葱、姜、蒜、醋等调味品来提味，这么做可以减少食盐的用量，建议每天盐的摄入量不超过 5 克。喝水也很重要，建议老年人每天要喝 1 500～1 700 mL 水，可根据自己的情况适当调整。

以下是一份适用于老年人的健康食谱。这份食谱的目标是让老年人吃得均衡又营养，满足他们的健康需求，同时还考虑到他们的消化能力和口味偏好。

老年人健康食谱示例

	食谱一（1 700 kcal）		食谱二（2 000 kcal）	
	菜肴名称	食物和用量	菜肴名称	食物和用量
早餐	香菇菜包	小麦粉 40 g，香菇 5 g，青菜 50 g	荠菜肉包	小麦粉 40 g，荠菜 20 g，猪肉 20 g
	炖蛋羹	鸡蛋 50 g	白煮蛋	鸡蛋 50 g
	豆浆	豆浆 250 mL	牛奶	牛奶 200 mL
	蒸红薯	红薯 50 g	燕麦粥	燕麦 20 g
	奶酪	奶酪 10 g	拌黄瓜	黄瓜 50 g，香油 2 mL
加餐	香蕉	香蕉 100 g	葡萄	葡萄 150 g
中餐	蒸软赤豆饭	大米 70 g，小米 15 g，赤豆 10 g	二米饭	大米 75 g，玉米 25 g
	盐水虾	基围虾 120 g	红烧狮子头	猪肉末 80 g
	青椒胡萝卜土豆丝	青椒 10 g，胡萝卜 10 g，土豆 80 g	香菇豆腐	香菇 20 g，内酯豆腐 80 g
	炒青菜	青菜 100 g	蚝油生菜	生菜 100 g
	紫菜蛋汤	紫菜 2 g，鸡蛋 10 g	番茄冬瓜汤	番茄 10 g，冬瓜 10 g
加餐	梨	梨 100 g	橘子	橘子 100 g

续 表

	食谱一（1 700 kcal）		食谱二（2 000 kcal）	
	菜肴名称	食物和用量	菜肴名称	食物和用量
晚餐	鸡丝面	小麦粉 75 g，鸡胸脯肉 40 g，胡萝卜 20 g，黄瓜 50 g，木耳 10 g	小米粥	小米 20 g
	小黄鱼炖豆腐	小黄鱼 50 g，豆腐 50 g	馒头	小麦粉 75 g
	茶树菇炒西兰花	茶树菇 10 g，西兰花 90 g	清蒸鲳鱼	鲳鱼 100 g
	炒杭白菜	杭白菜 100 g	虾皮炒卷心菜	虾皮 10 g，卷心菜 90 g
	酸奶	酸奶 1 盒（100 mL）	蒜蓉菠菜	菠菜 100 g、蒜少量
烹调油	大豆油	25 g	花生油	20 g
食盐	食盐	＜5 g	食盐	＜5 g

复旦大学附属华东医院 孙建琴 徐丹凤

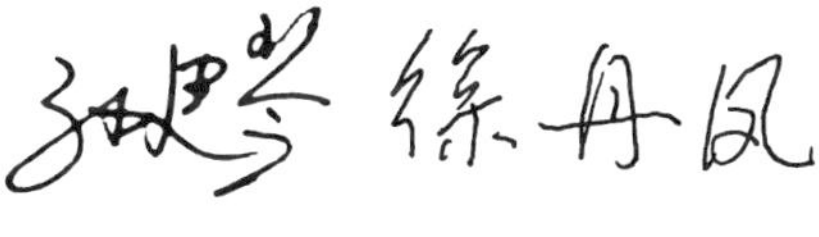

三、从“动起来”到“会动”的智慧

让我们共同开启科学运动之旅，用主动健康的姿态维持晚年生活的质量与尊严。

我们常听说：髋部骨折可能是人生的最后一次骨折。这句话告诉我们，老年人健康质量常因为一种生活损伤而产生重大影响，因为它往往伴随着较高的并发症风险和康复难度。合理的运动对老年人的健康是非常重要的，现代医学正从“被动治疗”转向“主动预防”，从“动起来”到“会动”，这场关乎生命质量的健康革命，需要打破只靠“静养保命”的传统认知。

1. 老年运动新认知：从被动养生到主动健康管理

（1）合理运动是“长寿药”

老年人运动，不在于强度与速度，而在于持续与适度，以及如何积极而智慧地参与。选择合理的运动项目，如散步、球类运动、瑜伽、太极或水中运动，不仅能增加骨骼肌力量，提高人体平衡能力，减少意外跌倒风险，还能促进骨关节健康，延缓骨质疏松的进程。重要的是，运动前需进行充分的热身，运动中要注意姿势正确，避免过度用力，运动后要适当拉伸放松。应根据每位老年人身体健康状况，个性化定制合适的运动计划，并能随着身体状况的变化适时调整。这是确保运动安全与有效的关键。

因此，老年人不仅要“动起来”，更要“会动”，让智慧的运动方式成为守护健康的坚实盾牌。适合老年人的运动类型，包括有氧运动、力量训练、柔韧性练习和手部运动（特别推荐由顾玉东院士发明的手指操，详见后文）。

对于老年人而言，适度的运动不仅是身体锻炼的方式，更是心灵愉悦的源泉。合理的运动可以加快血液循环，强健心肺功能，提高人体代谢水平，从而有效延缓衰老的进程。通过运动，老人们能够保持肌肉的弹性和力量，防止骨质疏松，减少跌倒的风险，才会让晚年生活更加稳健自如。

（2）革新养生理念，科学运动改变老年生活

随着年龄增长，身体就像一台渐渐老化的机器，各种零件的性能慢慢下降，得慢性疾病的可能性也越来越大，而运动就是让这台“机器”保持生机的“神奇钥匙”。世界卫生组织发布了《关于身体活动有益健康的全球建议》，对于65岁以上的老年人来说，每周进行至少150分钟的中等强度有氧运动或75分钟的高强度有氧运动，可以显著改善心肺功能，增强肌肉力量，提高骨密度，从而有效预防骨质疏松和心血管疾病。

研究表明，定期运动不仅能降低老年人因慢性病导致的死亡风险，还能显著提升生活质量。世界权威医学期刊《柳叶刀》报道的一项包括41万余名参与者的大型队列研究发现，与不活跃运动人群组相比，每周平均运动92分钟的低运动量组人群，死亡率可降低14%，预期寿命可延长3年。球类运动（如网球、壁球）和慢跑，对降低死亡风险

的效果尤为显著，这些运动通过促进老年人全身肌肉的协调运作，有效提高了身体功能，减缓衰老的过程。

（3）保持心理健康，给老年生活普照“心灵阳光”

现代社会中，老年人随着年龄的增长会面临多种生活变化，如退休、健康问题、社交圈子缩小等，他们通常会面临孤独、失落等心理健康问题。除了对身体健康的积极影响外，运动对提升老年人心理健康的作用同样不可忽视，运动可为广大老年朋友们提供一个社交平台，有助于增强人际关系，缓解心理压力。在运动中，老人们可以找到志同道合的伙伴，共同分享快乐，排解孤独，提高生活质量。无论是散步、太极、瑜伽，还是游泳、舞蹈、球类运动，只要是适合自己的运动方式，且能适度、科学地进行，都能为老年人的身心健康带来显著的益处。

研究表明，运动能够促使大脑释放内啡肽等快乐激素，改善情绪状态，降低焦虑水平。因此，对于患有轻度至中度情绪障碍的老年人而言，合理的运动甚至可以作为一种有效的治疗手段。例如，太极拳、瑜伽等缓慢、舒展的运动项目，被证明能够显著缓解老年人的抑郁和焦虑症状，提高生活质量。运动还能帮助老年人更好地适应退休后的角色转变，保持积极向上的心态。通过参与集体运动活动，老年人在享受运动乐趣的同时，也能感受到来自同伴的支持和鼓励，从而增强自信心和归属感。可见，运动对老年人身心健康的重要性不言而喻。

2. 适合老年人的运动类型：打造精准化功能训练体系

（1）心肺“加油站”：有氧运动新选择

有氧运动就像给心肺“充电”的“超级充电器”，可以起到加快血液循环、强心健肺、提高身体代谢率等功效。常见的运动如慢跑、健步走、太极拳、游泳、自行车等都是很棒的有氧运动形式。这些运动强度适中，对关节压力小，且易于实施，可供老年朋友选择。例如，游泳作为低冲击运动，不仅能锻炼全身肌肉，还能有效减轻身体负担，特别适合有关节问题的老年人。

根据《中国老年 2 型糖尿病防治临床指南（2022 年版）》的相关内容，鼓励老年糖尿病患者适度参加有氧运动，每周至少 150 分钟。运动强度和时间应根据老年人的身体状况、年龄和合并症情况个体化调整。定期的有氧运动，有助于控制血糖、降低血压，可以显著降低老年人因心血管疾病导致的住院率和死亡率，还能降低老年人罹患心血管疾病的风险，提高整体生活质量。

（2）防摔必修课：力量训练这样做更安全

随着年龄的增长，肌肉质量和力量会逐渐减少，这会增加跌倒和骨折的风险。因此，抗阻训练和力量训练对于老年人来说同样重要。走路和爬楼梯、弹力带练习、身体自重训练（如深蹲、半蹲）以及水中行走、哑铃推举等，都是适合老年人的抗阻训练方式。这些训练量力而行，可以增强骨骼肌力量，提高身体稳定性，预防骨质疏松。

抗阻训练可以帮助减缓由于衰老而导致的许多功能的

丧失，能够显著提高老年人的肌肉力量、平衡能力和日常生活活动能力。即使是轻微的抗阻训练，也能显著改善老年人的肌肉功能和身体功能。此外，平衡训练、步态训练等也可以降低老年人跌倒的风险。

(3) 关节养护术：柔韧练习的黄金法则

平衡和柔韧性训练对于预防老年人跌倒至关重要。随着年龄的增长，中枢神经系统的反应速度减慢，下肢肌肉控制能力下降，导致跌倒风险增加。平衡训练通过一系列针对维持身体稳定性的练习（如单腿站立、闭眼站立），来提高中枢神经系统对下肢肌肉的控制能力。而柔韧性训练则通过伸展运动（如瑜伽、普拉提），来增加关节活动范围和肌肉灵活性，缓解肌肉僵硬和关节僵化。但是，不同老年人群体的运动强度大小和组别多少有所不同。

(4) 手部运动：藏在指尖的“大脑健身房”

手是人类神经感觉最为敏感的部位，神经纤维也最集中，因此被誉为“人类的第二大脑”。复旦大学附属华山医院手外科顾玉东院士认为，勤动手可改变大脑循环，随着手的活动，大脑会不断形成兴奋点，这对理解、记忆和思考是非常有益的，继而有效防止大脑退化。

因此，顾玉东院士自创了一套简单实用的手指操。这套手指操以“捏”和“搓”为基础动作，通过循环对捏和搓揉手指的不同部位，来锻炼手部的肌肉和关节，提高手指的控制能力和灵活性。这套动作不仅简单易学，便于随时进行，而且能够有效预防手部肌肉萎缩和关节僵化。更重要的是，手指操还能通过刺激手指的触觉感受器，促进大脑神经系统的活跃度，有助于预防阿尔茨海默病等退行性神经系统疾病。

3. 从经验指导到科学驱动的运动计划

(1) 制定计划：给合理运动加配“专属导航”

运动就像一场旅行，如果没有计划，很容易迷路或者遇到危险。对老年人来说，制定运动计划就是确保锻炼安全又有效的“导航仪”。一个科学合理的运动计划不仅能够帮助老年人系统地进行锻炼，达到预期的健身目标，还能有效避免因盲目运动而带来的健康风险。最新的运动科学研究强调运动计划的动态性和灵活性，老年人应根据自身感受和运动效果及时调整运动计划，避免过度训练或训练不足。在制定运动计划时，应当结合医生、运动教练、营养师等多方面的专业意见，制定出更加全面、科学的运动计划。

(2) 设定计划的5个诀窍

1) 明确的目标：根据不同年龄段老年人的健康状况和需求，个性化设置可衡量、可实现的运动目标。这些目标可以是增加骨骼肌力量、提升心肺功能、改善柔韧性或控制体重等，明确的目标有助于老年人保持动力。

2) 合理的运动类型与强度：评估老年人的身体状况，并根据自身兴趣爱好，选择适合的运动类型，如有氧运动、力量训练、平衡训练等。同时，根据运动目标和个人体能水平，合理安排运动强度和时间。例如，初学者或体能较差的老年人，可以从一些强度较低的活动开始，再循序渐进增加强度。

3）科学的锻炼频率与持续时间：一般来说，老年人每周应进行至少 150 分钟的中等强度有氧运动，或 75 分钟的高强度有氧运动，以及适量的抗阻训练和平衡训练。锻炼的频率和持续时间应根据个人情况灵活调整，确保既能达到锻炼效果，又不至于过度疲劳。

4）热身与放松：热身和放松是运动计划中不可或缺的部分，运动前有效热身可以协助身体进入运动状态，从而防止运动伤害；而运动后放松则对肌肉的恢复，肢体酸痛的缓解等起到一定作用。老年人应特别注意在运动前后进行充分的热身和放松活动。

5）定期评估与调整：运动计划不是一成不变的，应根据老年人的身体状况和锻炼效果定期“升级”。通过定期监测心率、血压等生理指标，以及观察体重、体形等外在变化，及时调整运动计划，确保锻炼效果最大化。

4. 运动中的智慧和安全

先给大家讲一个真实的故事。

60 多岁的徐大妈退休后热爱晨练，一次在打羽毛球时不慎扭伤手腕，导致腕关节疼痛不适并伴有轻度活动受限。经过初步冷敷与固定处理后，徐大妈坚持认为应当静养，从此不再做任何运动。

殊不知，对于老年人而言，适度的活动与康复训练对于损伤后功能恢复、防止肌肉萎缩以及身心健康至关重要。幸运的是，徐大妈的子女对此有所了解，耐心地向她解释腕关节受伤后，适当进行关节活动的重要性。在专业医生的指导下，子女鼓励她佩戴好护具，进行手腕的轻柔活动和手指的灵活性锻炼。

数周过后，徐大妈的腕关节不仅恢复得令人满意，而且手腕的灵活性和力量也有所提升，重拾了对运动健身的热情，心情也变得更加愉悦。

上述故事告诉我们，随着年龄的增长，老年人的身体功能逐渐下降，骨骼、肌肉和关节的脆弱性增加，如果没有合理的运动计划、不注重运动保护，盲目进行运动，很容易引发运动损伤，如扭伤、拉伤甚至骨折等。这些损伤不仅会给老年人带来身体上的痛苦，还可能影响其日常生活和自理能力，甚至对心理健康造成负面影响，这也是为什么本章开头会提到“髋部骨折可能是人生最后一次骨折”的原因。

(1) 运动安全的“三重防护”：热身、拉伸与保护性体位

运动前后进行充分的热身和拉伸，运动中保护性体位的选择可有效预防运动损伤。运动前热身能帮助老年人逐渐提高心率、增加呼吸频率，使身体各部位逐渐进入运动状态，预防运动伤害。包括轻松的伸展运动、慢跑或静态拉伸等，还有就是对前臂、手腕和肩部的热身，有助于促进血液循环，提高关节韧带的柔韧性，减少突然负荷对肌肉的损伤。运动后的拉伸有助于恢复肌肉弹性，提高身体的柔韧

性和灵活性，减少乳酸堆积和肌肉酸痛，减少肌肉疲劳。

运动中如果体位不对，容易损伤骨关节，老年人应特别注意保持身体的自然状态，避免过度扭曲或弯曲关节，尤其是在进行瑜伽或太极等需要特定姿势的运动时，避免用力不当及意外撞击等导致的损伤。

（2）运动能量的“加油站”：水分和营养的补充

在老年人的运动生活中，合理的水分与营养的补充扮演着至关重要的角色。老年人群的新陈代谢率较年轻人明显降低，对水分和营养的需求亦有所减少，但科学补给依然是维持健康、提升运动效果的关键。运动过程中，老年人容易出汗，导致水分和电解质的流失。

因此，在运动前、运动中和运动后都要注意适量补充水分，建议选择温水或淡盐水，以更好地促进水分吸收和电解质平衡，且应以小口喝温水为宜。此外，合理的营养摄入也是保证运动效果的重要因素。在日常饮食中，老年人应根据自身需求均衡搭配全谷物、果蔬、瘦肉及豆制品，摄入足够的蛋白质、碳水化合物、维生素和矿物质等营养素，确保能量与营养的充足，以支持运动后的恢复和身体的正常运作。

（3）安全保护和环境选择：看不见的危险要警惕

在平时运动时，合理选择护具对关节的保护极其重要。如：佩戴护肘可以为肘关节提供额外的支撑和稳定性，特别是在长时间从事重复性动作时，减少肘部肌腱的压力；腕带能在一定程度上减少手腕的过度用力，从而减轻前臂肌肉的负荷；佩戴护膝不仅能保护膝关节免受损伤，还能全面提升运动安全性。

此外，应选择安全的运动场所，避免在恶劣天气或环境下运动。老年人在选择运动时间和地点时，应避免极端环境，如过热或过冷、潮湿或污染严重的环境。这些环境不仅会影响运动效果，还可能增加运动伤害和疾病的风险。比如有研究表明，在高海拔等极端环境条件下进行运动，会导致健康老年人运动时血氧饱和度下降和乳酸浓度上升、心率增加并持续时间延长，从而增加老年人呼吸系统以及心血管系统的负担。

(4) 关注“小警报”：智能化监测身体状况

运动的时候，身体就像一个“小信号站”，有危险时会发出各种反馈“警报”。老年人在运动过程中应密切关注心率、呼吸频率、肌肉疲劳程度等这些身体信号，如果运动中感觉到疲劳或有所不适，应当马上停止并休息，切勿强行运动。现代生物反馈技术和智能化可穿戴设备已在人群中迅速普及应用，如佩戴运动手环、头环等，使得老年人能够更准确地监测自己的运动状态和身体反应，及时调整运动节奏和运动强度，保证运动安全。

(5) 循序渐进量力而行：慢慢来才稳妥

坚持运动，不轻易中断，形成良好的运动习惯。老年人在制定运动计划时，应遵循循序渐进的原则，从低强度、短时间开始，逐步增加运动量和强度。避免突然进行高强度或长时间的运动，以免给身体带来过大负担。同时，要根据自己的身体状况和感受，灵活调整运动计划，量力而行。

合理的训练安排和充足的休息时间是预防运动损伤类疾病的重要手段，过度训练会导致肌肉疲劳，使得肌腱、骨关节受损，应保持训练和休息的平衡，给肌肉和关节足够的恢复时间。个性化的、循序渐进的运动计划对于老年人来说更为有效和安全，能够更好地帮助他们保持健康。

健康密码 院士发明的手指操

顾玉东院士发明的“手指操”以“手脑联动”为核心，通过精细化手部动作刺激大脑皮层，达到预防认知衰退、提升思维活跃度的效果。这套操的设计理念源于手外科临床实践与神经科学研究——手部集中了人体最密集的神经纤维，其动作反馈直接影响大脑功能区的活跃度。手指进行复杂动作时，脑血流量可增加，即使简单动作也能提升脑部供血。

操作要点

基础版以“对捏循环法”为主，即拇指依次与食指、中指、无名指、小指进行快速对捏搓动，再反向重复形成闭环。例如，拇指与食指对捏时，可配合指尖快速摩擦2～3次，随后依次过渡到其他手指。

进阶版则包含6个针对性动作：① 分别做每个手指折弯再伸直的屈伸运动；② 以拇指和食指揉捏对侧每个手指的根部；③ 将手背贴放在桌面上，以另一手食指摩擦刺激桌面上的手的每个手指，从指腹到指根来回；④ 十指交叉相握夹紧，突然猛力拉开；⑤ 以拇指和食指掐按对侧手掌心；⑥ 以拇指和食指依次揉擦每个手指的指尖。这些动作可单独练习，也可组合进行，先做右手再做左手，每次5～10分钟。

适用场景与建议

这套操无须器械辅助，单手即可完成，甚至可将手插入口袋中进行隐蔽练习。建议每天进行2～3次，早起、睡前或生活间隙均可。老年人可优先选择基础版，配合2～3个针对性动作交替练习。长期坚持不仅能预防老年痴呆，还能改善手部肌肉张力，延缓关节退化。

手指操的核心在于“心到、手到、脑到”，练习时需集中注意力感受指尖的动作与触感，通过手脑协同强化神经回路。这一理念与现代脑科学研究高度契合：手部精细运动能激活大脑运动皮质、视觉皮质及语言区的联动，形成多维认知刺激。

复旦大学附属华山医院　徐文东

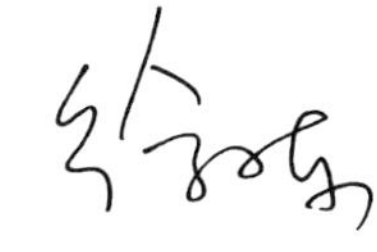

四、快乐开心最重要

生活中，我们常常会听到一句安慰人的话：开心最重要。这句话对老年人来说尤其重要，因为他们面临的生活变化往往更为复杂。

许多老年人可能经历了亲朋离世或子女外出工作，这让他们更容易感到孤独。此外，他们还要面对退休后角色转变带来的心理落差、身体功能的逐渐衰退、慢性病痛的困扰，甚至对死亡的焦虑。

可以说，与年轻人相比，老年人更容易陷入“不开心”的情绪。

我们可以看看身边发生的例子。

李奶奶原本和孙子生活在一起，但孙子上学后她总是感到很失落，觉得自己的生活少了许多乐趣。最近一个月特别不开心，晚上睡不着，总说胸闷背疼、身体到处不舒服。在社区医院检查了几次，也没发现什么异常。朋友来找她聊天，她总是不说话，儿子来看望她，李奶奶就是莫名发火。有时候李奶奶都觉得自己变得陌生了，说自己突然垮掉了。

因为她的变化，儿子带李奶奶去了心理咨询门诊。经过医生的评估，李奶奶有些抑郁的症状，经过药物治疗和心理治疗后，李奶奶感觉自己心情好了很多，也不觉得身体到处疼了。此外，李奶奶还在家里养了一只猫，邻居家的孩子都很喜欢放学后来她家玩一会儿。有了宠物和邻居孩子的陪伴，李奶奶又找回了快乐。

从李奶奶的例子可以看到，非常不开心的老年人有可能看起来“就像突然垮掉了一样”，这是因为心理状态影响了老年人的整体身体功能，更说明了良好心理状态的作用。

1. 老年人为什么更容易感到“不开心”

我们可能都见过老年人因一些小事而感到不开心，或是我们的家中长辈，或是邻里朋友。有时看着他们因为一点小事闷闷不乐，不禁会想：这件事并不大，为什么会这么难受呢？其实，老年人情绪敏感、容易失落，往往与以下几个因素息息相关。

（1）身体健康状况的下滑

随着年龄增长，身体功能不可避免地出现退化，成为影响情绪的重要源头。视觉、听觉、嗅觉、味觉等感官逐渐减弱，让人无法清晰感知生活的美好；慢性病如高血压、糖尿病、骨关节炎等困扰日常起居，疼痛、服药、饮食限制也让人感到束缚和疲惫；认知能力下降，如记忆力减退、注意力不集中，甚至担忧罹患痴呆，进一步加剧心理压力。这些生理层面的变化不仅带来不适，更容易让人陷入对健康的焦虑，从而影响情绪稳定。

（2）家庭结构的改变

进入晚年，家庭成员的角色关系发生了转变。曾经的“顶梁柱”变成了被照顾者，子女大多已成家立业、工作繁忙，陪伴父母的时间减少。有些老年人还经历了伴侣的离世，生活从热闹变为安静，从群体变为独处。面对空荡的房间和空闲的时间，孤独感难以避免。这种“情感失重”，常常成为老年人情绪低落的重要原因。

(3) 社会角色的弱化

退休意味着脱离工作岗位，原本习惯了被需要、被认同的身份突然消失。尤其对曾在工作中有成就感的老人来说，这种“舞台感”的丧失往往带来心理落差。长时间在家，社交减少，社会参与感变弱，老年人容易觉得自己“被边缘化”，进而感到失落、无价值。这种角色转变若处理不好，往往会让人陷入持续的低落情绪。

(4) 社交关系的萎缩

年纪越大，社交圈往往越小。朋友搬迁、离世，活动减少，结识新朋友的机会变少，一些老年人甚至会逐渐远离原有的社交活动。在“熟人社会”被打破之后，他们可能会觉得身边少了可以倾诉的对象，遇到烦心事无人可说，情绪容易积压，从而加剧孤独感和情绪困扰。

(5) 生活掌控感的下降

科技发展迅速、社会节奏加快，对老年人而言，适应新变化变得越来越困难。无论是操作手机、使用电子支付，还是面对医疗系统的烦琐流程，许多日常事务都变得“不好办”。再加上身体状况起伏，他们可能会觉得自己“越来越跟不上节奏”，从而产生无力感、自我否定感。这种对生活掌控感的丧失，也会在潜移默化中侵蚀情绪状态。

健康密码　老人情绪波动并非“矫情”

从身体到家庭，从社会角色到心理预期，老年人正经历人生中最密集的一段“转变期”。这些看似琐碎的变化，实则层层叠加、相互交织，对情绪状态造成长期而深远的影响。很多时候，老年人不是“想不开”，而是“撑太久”。理解这一点，不仅有助于我们更包容地对待长辈的情绪起伏，也提醒我们——情绪波动不是矫情，而是应当被认真对待的健康信号。

2. 老年人“不开心”会发生什么

老年人的快乐与健康不仅影响到自身的生活质量，还深刻关系到家庭和社会的和谐。当老年人感到不开心时，可能会影响到多个方面，包括：心理健康问题的产生、身体健康问题的加重以及社交关系的疏离。

（1）影响心理健康

老年人如果长期处于不开心的情况下，容易发生抑郁与焦虑。此外，不开心还会导致他们更不愿意去和外界交流，增加孤独感，这更加令他们感到被孤立了，从而形成恶性循环。

（2）影响身体健康

心理健康也会影响身体健康。免疫功能和心理状态密切相关，长期的不开心可能会导致免疫功能下降。原有的高血压、糖尿病等慢性疾病也可能会受到心情影响。

（3）影响生活质量

不开心会导致老年人对生活的兴趣消退，对什么事都提不起劲，无法再享受以前的爱好和活动。老年人参加社交活动的意愿也会变低，生活的多样性和乐趣进一步减少，甚至可能对周围环境产生不满情绪。

（4）影响家庭关系

情绪不佳可能会影响亲密关系。长期的不开心会导致老年人与亲友的沟通和互动困难。老年人情绪相对比较敏感，一点小事不称心，可能就要发脾气；看啥都不顺眼，还会觉得自己年纪大了，不被家人重视了，生活没什么意义了。这会进一步引发误解和冲突，影响家庭的整体和谐。

（5）影响认知功能

长期的不开心会进一步影响认知功能，出现记忆减退、注意力难以集中、理解力和判断力下降，严重的情况下还会增加患老年痴呆和发生其他认知问题的风险。

3. 如何自我判断开心的程度

知道“开心”有多重要后，不妨让我们一起来了解如何判断自己的开心程度。我们可以回忆自己近期的状态，看看有没有出现以下情况：

• 长期的睡眠问题，比如：睡不着，或者睡着后容易惊醒，醒来后就再也睡不踏实；

• 总觉得浑身这里疼、那里乏，也说不出哪儿出了毛病；

• 最近经历了失去亲人或好友的打击；

• 身体大病过一场，或是刚做了手术，恢复得也不太理想；

• 对什么事情都觉得提不起劲，不愿意参加活动，不愿意见人；

• 老觉得自己干什么都不顺；

• 有时候感觉自己“变了个人”，不再像从前那个自己；

• 记不住事，反应也慢半拍，有时听别人说话都不太容易理解。

如果出现以上这些情况，我们就要开始关注心理健康了。

短时间的轻度抑郁或者焦虑并不能代表您的心理状态就有了什么大问题，不用十分担忧，采用我们分享的小技巧可以自我调节。如果自我调节非常困难，寻求亲友和/或专业人士的帮助也是一种合适的途径。

4. 如何开心地度过老年生活

进入老年阶段后，我们的身体状况、生活节奏、社会角色都在经历或大或小的变化。这些变化有时难以掌控，难免带来情绪波动。但“情绪健康”是可以练习和提升的，就像我们照顾身体一样，也可以通过一些方法来照顾心情。以下五个方向，可帮助您调整心态、提升幸福感。

（1）积极管理健康：身体舒适，心情更轻松

健康永远是好心情的根本。有研究显示，慢性病管理良好的老年人，其情绪状态也显著优于反复发作者。现在的医疗条件越来越完善，很多慢性病都可以得到有效控制或缓解。关键在于主动管理，而不是被动忍耐。

日常管理可以从这几点做起：

- 定期体检，掌握自己的健康状态；
- 遵医嘱用药，不随意停换；
- 饮食规律、适量活动；
- 记录身体变化，例如“这周血压平稳”“今天睡得不错”；
- 试试看：每周写一句“身体好转的小发现”，比如“今天哪里不疼了”“这周没犯胃病”，既鼓励自己，也便于医生评估。

（2）适当运动：让身体和心情一起“动起来”

运动不仅锻炼身体，更是天然的“抗抑郁药”。适度的运动能促进大脑分泌内啡肽、多巴胺等“快乐激素”，缓解焦虑、提升情绪。有研究指出，运动对抑郁、焦虑和心理压力具有显著改善作用，尤其是在中老年人群中，规律运动与幸福感显著相关。

推荐的运动方式包括：

· 快走：每周5天，每次30分钟；

· 太极拳、柔力球、八段锦；

· 社区广场舞或广播体操；

· 室内拉伸、简易椅上体操（对行动不便者）；

· 试试去公园散步10分钟，顺便晒晒太阳、呼吸新鲜空气。

坚持下来，小步伐也能带来大不同。哪怕每天一点点，也能缓解疲惫、提振精神，让人重新“动”起来、“亮”起来。

（3）多参加集体活动：社交是最温暖的“止痛药”

孤独是影响老年人情绪的关键因素之一，而人是需要关系和连接的。规律的社交活动可以显著降低情绪问题的发生率，增强生活的意义感。

可以尝试这些社交活动：

· 每周参加一次社区活动，如健康讲座、棋牌比赛、合唱队；

· 与邻居定期聊天、喝茶；

· 每月组织一次家庭聚会或视频聊天；

· 参与公益志愿活动，帮助他人、也温暖自己；

· 试试主动和一位老朋友通个电话、约个见面，一次简短的交流，也许就能驱散心头的阴霾。

社交不需要很复杂，哪怕只是几句聊天，都会为生活带来情绪上的“透气口”。

(4) 培养兴趣：让每一天都有一点点小期待

退休生活不只是“休息”，更是重新发现自己的黄金时期。兴趣爱好不但能增加乐趣，还能激活大脑、延缓认知退化，甚至帮我们建立新的社交圈。

可以尝试的兴趣有很多：

• 报名老年大学，参加书法、唱歌、绘画、摄影等课程；

• 加入社区手工班、插花小组或养花圈子；

• 自学使用智能手机、社交软件、短视频平台；

• 养宠物、做美食、练冥想、看纪录片……

• 试试看学习一个新技能，比如发微信表情包、做一道新菜，或者翻出老照片回忆一次旅行——这些都是“生活的快乐点”。

兴趣带来期待，期待带来动力，动力让人快乐。不要小看小爱好，它们撑起了情绪的平衡。

(5) 适时寻求专业支持：心理健康也需要被“照顾”

如果发现情绪低落的时间过长、程度加重，或者自己怎么也调节不过来，不妨尝试求助专业心理医生或心理咨询师。专业干预既不是“矫情”也不是“失败”，而是一种有智慧的自我保护。通过专业评估和心理疏导，能帮助我们理清情绪、恢复自信，找到更适合自己的调节方式。

特别是在遇到以下情况时，更建议寻求帮助：

- 明显持续性情绪低落超过2周；
- 睡眠紊乱、饮食异常；
- 有强烈的无望感或自我否定感；
- 明确出现“我活着没意思”这类想法。

试试主动找一位可信赖的朋友或亲人聊聊你的感受，也可以向社区心理服务点咨询。表达本身就是一种释放。

每一天都是新的开始，每一个小改变都会让心情更加灿烂。别忘了，生活的快乐是属于自己的礼物，慢慢打开它，每天都能找到新的惊喜！

上海市浦东新区精神卫生中心　黄晶晶

五、踏踏实实睡好觉

睡眠是健康生活的重要组成部分，对老年人而言，睡眠不仅能够促进精力的恢复，延缓衰老，还能增强免疫力。

退休后的王奶奶失去了工作的忙碌和充实感，感到无所事事，开始担心子女的未来，忧心忡忡。这种焦虑情绪逐渐影响到她的睡眠，经常在床上躺两三个小时，翻来覆去、入睡困难；好不容易睡着了，半个小时就醒过来，一个晚上要醒四五次；由于晚上睡不好，王奶奶白天的精神状态越来越差。

随着年龄的增长，睡眠时间和昼夜节律的调节功能逐步下降，老年人更容易出现睡眠障碍，包括深度睡眠减少、睡眠片段化、早醒、失眠等。约80%的老年人（60周岁以上）会有睡眠问题，这是一个复杂而普遍的现象，涉及生理、心理、环境等多个方面。我国老年人睡眠障碍的患病率为30%～46%，失眠症的患病率为12%～20%。

1. 什么是老年人的好睡眠

经常失眠可使人过度衰老，老年人常常有入睡时间延长、醒后疲乏感或伴有睡眠呼吸暂停、不宁腿综合征和睡眠行为障碍等疾病。

除了生理性不可抗拒因素之外，老年人的好睡眠是通过一定的时间长度，达到充分休息、恢复体力和精神状态的目的，具体包括相对足够的睡眠时间、高质量的深度睡眠，能够在上床后较短的时间内进入睡眠状态，并且在夜间不易醒来、醒来后能迅速重新入睡。睡眠过程中无磨牙、梦魇、梦游等异常行为。

睡眠时间的生理需求存在个体差异，建议老年人保持每天6～8小时的睡眠时间，保证超过85%的卧床时间在睡觉。经过一夜的睡眠，醒来时应该感到精神饱满、精力充沛，没有疲劳感或困倦感。老年人的睡眠模式可能会发生变化，如晚上起夜次数增多、白天容易打盹等。由于总睡眠时间的自然缩短，一些人对睡眠产生不切实际的期望，由此而来的焦虑感可能加重失眠。适当的午睡（如半小时左右）同样有助于促进老年人的精力恢复，值得注意的是，频繁早醒会导致白天频繁小睡，会使昼夜节律紊乱。

睡得久不等于睡得好，好睡眠更重要的是睡眠的质量。高质量的睡眠能够充分经历多个非快速眼动睡眠（NREM，包括浅睡期、熟睡期和深睡期）和快速眼动睡眠（REM），这两个阶段交替出现，共同构成了一个完整的睡眠周期。一个晚上，我们会经历4～6个睡眠周期，当人体进入深度睡眠阶段，肌张力、脉搏、呼吸频率会降低，“任凭外界风吹雨打”，深睡的人很难被唤醒。深度睡眠是睡眠周期中的一个重要阶段，是恢复精力的关键时期，能促进身体产生抗体，增强免疫系统功能，促进各项功能的自我康复。

2. 改善睡眠质量的五个密码

(1) 密码一：认识生理因素

生命周期的睡眠和昼夜节律随着年龄的增长发生改变，

这属于正常的生理现象，松果体功能减退，5-羟色胺和褪黑素分泌减少是老年睡眠障碍、睡眠片段化的原因之一。此外，随着年龄增长，不良生活习惯（如抽烟喝酒、长期熬夜）等因素会引发脑动脉硬化，若伴有高血压、糖尿病、心脏病、脑梗死、震颤麻痹等疾病，可进一步影响脑部供血供氧量，老年人更容易出现大脑皮质代谢紊乱的情况，导致入睡困难、易醒或早醒等睡眠问题。疼痛、呼吸不畅、尿频等症状都可能导致夜间频繁醒来，这些疾病及其治疗可能直接影响睡眠质量。

（2）密码二：减少心理因素

老年人可能面临退休、子女离家、疾病负担、创伤事件等多重生活变化，这些变化容易引发焦虑、抑郁等情绪问题，加之个体的遗传或人格特征（如基础焦虑水平、认知特点、睡眠障碍家族史）等诱发因素，进而影响睡眠质量。紧张、焦虑、压抑、孤独感等心理因素是老年人入睡困难或失眠的重要原因。部分老年人可能对失眠产生恐惧和焦虑情绪，担心自己无法入睡或睡眠不足，会对健康产生严重影响，这种对失眠的回避行为会加剧恶性循环。

（3）密码三：改善环境因素

屋居临街、环境嘈杂、睡眠环境不佳等，也是引起老年人睡眠不安的原因。一个安静、舒适、温馨的睡眠环境，对于改善老年人的睡眠质量至关重要。

（4）密码四：避免药物因素

老年人因治疗其他疾病而服用多种药物，其中一些药物可影响睡眠，例如某些抗高血压药、类固醇、甲状腺片、精神安定剂、β-受体阻滞剂、抗抑郁药物、利尿剂和甲基多巴。此外，老年人还可能因滥用安眠药而产生药物依赖或反弹性失眠等问题。

（5）密码五：利用智慧科技

智能床垫、智能睡眠监测设备等科技产品，在一定程度上为老年人的踏实睡眠提供了便利和保障。如老年人的智能手表，可实时监测佩戴者心率、血压、氧饱和度等健康指标，还配有一键SOS紧急呼救和实时定位追踪功能。部分老年人对智能设备感到陌生，教会他们如何正确使用尤为重要。

3. 保证好睡眠的具体措施

睡眠障碍会增加糖尿病、高血压、心血管疾病的发生率和全因死亡率，导致社会功能下降，认知功能受损，跌倒风险提高，严重影响老年人的生活质量。保持规律的作息时间、营造舒适的睡眠环境、避免睡前过度兴奋、营养与用药指导，也可以使他们拥有高质量睡眠。

（1）保持规律的作息时间

建立健康的生活习惯，保持每天大致相同的上床时间和起床时间，即使在周末或节假日也不例外，这有助于维持身体规律的生物钟。

（2）提供适宜的睡眠环境

保持卧室安静、温馨、黑暗，调节适宜的温度和湿度，减少噪声和光线的干扰，此外，选择合适的床铺、枕头和被子，确保床铺舒适、干净、柔软度适中，以提供舒适的睡眠体验。

（3）避免睡前过度兴奋

不要在睡前进行剧烈运动或观看刺激性的节目，如过度使用电子设备、饮用咖啡因或酒精饮料，或吃得过饱，以免影响入睡和睡眠质量。

（4）懂得营养与膳食宜忌

避免在睡前饮用咖啡、茶等刺激性饮料及食用油腻、辛辣的食物。晚餐不宜过饱，且应选择清淡易消化的食物。

色氨酸是5-羟色胺和褪黑素等生物活性化合物的前体，参与情绪、睡眠和生物节律的调节，并用于治疗失眠、睡眠暂停和抑郁症。建议睡眠障碍的老年人适当进食富含色氨酸和褪黑素的食物。富含色氨酸的食物来源包括牛奶、鸡、鱼、鸡蛋、南瓜籽、豆类等；樱桃、大米和茄科（番茄）食物富含褪黑素。

肠道微生物代谢产生多种神经递质，如5-羟色胺、多巴胺、γ-氨基丁酸、褪黑素等，参与睡眠觉醒、昼夜节律及代谢的调节。研究表明，含有不同菌株的短乳杆菌和长双歧杆菌可以改善情绪及睡眠持续时间。高膳食纤维饮食有助于保持肠道菌群多样性。

酒精虽会缩短入睡潜伏期，但增加夜醒概率。对于老年睡眠障碍患者，不推荐饮酒。有研究证实，饮酒是睡眠呼吸暂停的独立危险因素。

(5) 调整心态和情绪

保持乐观的心态和心情，找寻自己的爱好，避免长时间的焦虑、抑郁等情绪问题。可以通过冥想、深呼吸、瑜伽等方式来放松身心并改善睡眠质量。

(6) 适当运动和锻炼

适度锻炼能够提高老年睡眠障碍患者的睡眠质量、缩短入睡时间。但应避免睡前几小时内进行剧烈运动。

食欲肽是一种由下丘脑释放的，参与睡眠与食欲调节的神经肽。研究结果发现，有氧运动及抗阻运动均能改善老年人的睡眠质量，有氧运动后的排汗能使食欲肽水平下调，低浓度的食欲肽使觉醒水平降低，进而达到促进睡眠及抗失眠的目的。

(7) 首选非药物治疗

多数情况下，非药物治疗应作为睡眠质量治疗的首选，短期睡眠障碍患者应该积极寻找并消除可能的诱发因素，给予非药物治疗即认知行为疗法，如：放松训练、生物反馈、控制刺激、睡眠限制、睡眠卫生教育等。

控制刺激治疗的目的是减少睡眠环境中与睡眠不相符的刺激，在床上只做与睡眠相关的事情，从而重新建立正确的睡眠与床和卧室之间的联结。包括仅在感到疲倦时才上床睡觉、限制睡前过度兴奋思考等，不要在床上阅读工作，如果15～20分钟内无法入睡就离开床。

睡眠限制质量是依照前两周的每日平均睡眠时间、评估睡眠效率而决定患者卧床时间，当＞90％且维持5～7

天，则延长床上时间15～20分钟；当<80%，则缩短床上时间15～20分钟，直至最佳睡眠时间。

(8) 合理使用药物

对老年人而言，最理想的治疗药物应该起效快、对正常睡眠结构无不良影响、没有明显的宿醉效应、对呼吸和心脏病患者安全、对记忆的影响小、没有耐受风险、没有滥用的可能，但目前为止仍没有理想的催眠药物。对老年人失眠症进行合理药物治疗的基本规则包括最低有效剂量、最短应用时间、间歇给药、使用量小、半衰期短和白天镇静弱，避免滥用安眠药。

目前临床治疗失眠药物主要包括苯二氮䓬类受体激动剂、褪黑素受体激动剂、食欲素受体激动剂和抗精神病药物，以及具有催眠效应的抗抑郁药物。

存在睡眠障碍的老年人，应及时就医并寻求专业医生的帮助进行诊断和治疗，以改善睡眠结构和提高睡眠质量。患有慢性疾病的老年人，应积极配合医生的治疗，并告知医生自己的睡眠问题。医生可以根据病情调整治疗方案，减少药物对睡眠的影响。

(9) 周围人的关爱和支持

回到本章节开头的案例，对于像李奶奶这样的老年人，家人应关注他们的精神心理健康，给予足够的关心和支持，让他们感受到温暖和关怀。鼓励他们寻找新的生活兴趣和爱好，如参加健身、绘画、书法等活动，以充实自己的生活，保持规律的生活作息。此外，为家中的老年人营造舒适的睡眠环境，引导他们关注自己的身体健康。存在心理问题的老年人，应及时寻求专业心理咨询师的帮助，进行心理干预和辅导。

健康密码　不推荐常规用药的失眠治疗药物

处方药加巴喷丁、喹硫平、奥氮平治疗失眠的临床证据薄弱，不推荐作为失眠治疗的常规用药。抗组胺药物（如苯海拉明）、普通褪黑素以及缬草提取物等非处方药虽然有催眠作用，但是现有的临床证据不足，不宜作为失眠的常规用药。

复旦大学附属中山医院　宋元林　吴旭

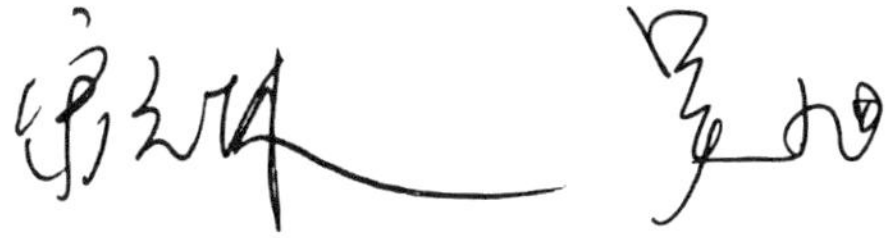

六、健康口腔，乐享生活

万物摄生，莫先固齿，若想健康长寿，首先应该让牙齿“牢固”。

口腔是人体消化的起点，营养的摄入与健康的牙齿密不可分。口腔内病菌多，其“毒素”不仅引起蛀牙、牙龈红肿出血、口腔异味及牙齿松动，而且可通过多种途径影响全身重要器官，控制口腔内的病菌，对老年人全身健康尤为重要。另外，牙龈萎缩、牙缝变大、牙齿松动移位，甚至牙齿缺失，既影响老年人的咀嚼功能，又影响美观和社交。

最新流行病学调查显示，我国老年人口腔牙周健康率不足10%，有缺牙的老年人群比例高达80%。世界卫生组织提出“8020”目标，即希望老年人在80岁时口内拥有20颗健康的牙齿，看来此目标任重而道远。

1. 牙齿缺失尽早镶，生活质量有保障

随着年龄增长，老年人口腔内常常出现各类牙齿问题，比如牙龈红肿疼痛、牙齿松动或牙齿折断等。到医院就诊时，往往牙齿已经保不住了，只能拔除。如果缺牙后又没有及时镶牙，会影响咀嚼、发音、美观甚至全身健康。以下是关于镶牙的常见问题。

（1）为什么牙齿缺失后需要及时镶牙

及时镶牙对于维护老年人身心健康尤为重要。如果牙齿缺失后长期不镶假牙，会减弱咀嚼功能，导致营养摄入不足，影响全身健康。此外，长期缺牙还会导致牙床萎缩、面容苍老、发音不清，甚至影响心理健康。

（2）拔牙后多久镶牙合适

牙齿缺失后镶牙是恢复口腔功能和美观的必要环节。拔牙后的镶牙时机，因镶牙方法不同而各有差异。一般活动假牙需拔牙后约 2 个月，种植牙和其他固定假牙则需约 3 个月。老年朋友在选择镶牙方法时，应与口腔医生充分沟通，综合考虑口腔和全身状况，结合自身需求，制定个性化的镶牙方案。

（3）哪款假牙适合你

现代口腔医疗技术为我们提供了多种镶牙选择，包括固定牙、活动牙和种植牙等。这些镶牙方法各具优缺点，适应不同的口腔状况和经济条件。固定假牙是通过粘接剂将假牙固定在天然牙上，适用于缺失少数几颗牙的情况，其美观自然，稳定性高，咀嚼效率高，但一般需要磨削邻牙。活动假牙包括部分假牙和全口假牙，可以自行摘戴，适用于部分牙缺失或全部牙缺失的情况，其经济实惠，但可能需要一段时间适应，稳定性和咀嚼效率相对较低。种植牙是一种通过门诊手术将人工牙根植入牙槽骨中的修复方法，适用于单颗或多颗牙齿缺失的情况，其具有最佳的稳定性和咀嚼效率，外观自然，不影响邻牙，但手术过程较为复杂，且需要一定的恢复期。

每种假牙类型都有其特定的适应证和优缺点，老年朋友应根据自己的口腔状况、经济能力、美学需求和医生的建议来选择最适合自己的假牙类型。

（4）镶牙后如何维护

镶牙后，无论是固定假牙、活动假牙还是种植牙，都需要细心维护，以确保口腔健康和假牙的使用寿命。做好日常清洁，每天取下活动假牙后用清水冲洗，使用牙刷和牙间清洁工具清洁固定假牙，特别注意种植牙颈部及周围牙龈组织的清洁。正确取戴活动假牙，避免强力操作，同时预防假牙摔落和损坏。不使用时将活动假牙浸泡在冷水里以防变形，禁止热水浸泡。避免食用染色食物，防止假牙变色。避免进食硬食，以防损伤。按照医生的建议定期复查，及时调整或修复任何不适。做种植牙后需特别注意牙龈健康，避免吸烟和过度饮酒，以保持种植牙的稳定性和功能。

2. 牙齿疼痛需重视，及时发现早治疗

随着年龄增长，老年人的牙龈逐渐萎缩，牙齿根部暴露，而牙根部缺乏类似牙冠表面的坚硬牙釉质保护层，更易发生牙齿敏感、牙根部缺损以及蛀牙。

（1）牙齿敏感

随着年龄的增长，暴露的牙根让牙齿变得更加敏感，很多老年人在摄入过冷、过热食物时，都会感到敏感，甚至疼痛。处理的方法包括：使用降低牙齿敏感性的牙膏，尽量减少过冷过热食物刺激。此外，可以使用脱敏药物或激光治疗，封闭牙齿感觉传导通道，使神经敏感度降低，减少疼痛。

（2）牙颈部缺损（楔状缺损）

牙颈部缺损是牙冠与牙根交界处的硬组织缺损，多因刷牙方式和用力不当造成，也可因咬合力过于集中引起。无症状且缺损较浅者可暂不处理；牙齿敏感的牙颈部缺损，可采用牙色充填材料恢复牙齿形态、减少敏感症状；牙齿疼痛且缺损深及牙神经，则需行抽神经治疗，后续通过假牙冠保护，延长牙齿寿命。

（3）根部蛀牙

当牙龈萎缩后，牙根暴露，细菌乘虚而入，根部蛀牙更容易发生。根部蛀牙往往很隐匿，病程进展快，起初可能只是偶尔疼痛，像是被小针扎了一下，但如果不及时处理，疼痛会逐渐加剧，甚至蔓延到周围的牙龈、脸颊、耳朵，影响整个头部，是老年人牙齿疼痛的主要原因之一。

根部蛀牙的早期仅有牙齿颜色变深，并没有形成实质性的蛀洞，可通过使用含氟牙膏，控制牙菌斑，促进牙根面再矿化修复，避免形成蛀洞。对于已经形成实质性蛀洞者，则需及时进行充填治疗。少数蛀洞深及牙神经者，需行抽神经治疗。

3. 牙龈出血莫小视，牙齿松动早控制

牙龈红肿出血、牙齿松动无力是老年人常见的牙周问题，若不及时治疗，会导致牙齿脱落。

如果刷牙或啃苹果时牙龈出血，甚至晨起时唾液带血，

这可能是牙龈发炎的信号。首先，应采用正确的刷牙方法，且力度适当，避免使用硬毛牙刷或牙签损伤牙龈。其次，应及时控制牙周炎症，并定期到口腔医疗机构洁牙，建议1～2次/年。最后，应注意治疗与牙龈出血有关的全身疾病，或因长期服用抗凝药物导致的牙龈出血。

牙齿松动、咀嚼无力是严重牙周炎的典型表现，应及时治疗。对于牙齿松动较轻微者，通过专业的牙周治疗消除炎症，维护牙周健康。对于牙齿松动较明显者，在采用牙周夹板固定松动牙的同时，进行序列的牙周治疗。对于牙齿松动明显且无法保留者，建议拔除。同时，应关注与牙周病密切相关的全身疾病控制，如糖尿病、高血压、冠心病等。

4. 牙齿变长不可怕，日常护理有妙招

随着年龄的增长，老年人的牙齿会逐渐变长、牙齿间的缝隙逐渐变大，大多属于正常增龄性改变。如同时存在牙周炎症，应及时治疗，以避免因牙周组织丧失而加重上述表现。牙周炎症的治疗，主要包括龈上洁治、龈下刮治等基础治疗，以及针对严重牙周炎的手术治疗。

适当的护理可以有效延缓老年人牙龈退缩进程。建议使用软毛牙刷，轻力刷牙，使用竖刷法或旋转刷牙法，避免采用大力横刷法。不方便使用手动牙刷的老人，可使用电动牙刷，但注意使用轻力。进食酸性食物后半小时内避免刷牙，以免损伤牙齿。

5. 拔牙选择需审慎，安全拔牙有保障

随着年龄的增长，老年人更易出现牙齿大面积缺损、松动、折裂等问题，保留天然牙对维护老年人口腔健康及生命质量至关重要，因此拔牙选择应格外谨慎。

（1）什么样的牙齿需要拔除

老年人口腔内常出现牙齿大面积缺损、牙龈肿胀疼痛、牙齿明显松动、牙齿折裂折断等情况，无法通过补牙、牙套等方式保留。以上情况，坚持“保牙”不仅无益，还可能引发更多的口腔问题。拔除牙齿后及时镶牙可有效恢复正常咀嚼功能。

（2）老年人拔牙治疗有哪些特点

安全和舒适对于老年人拔牙来说格外重要，很多老年人有其他全身健康问题，所以在拔牙时需要更加小心。为确保手术过程的安全和舒适，可选择心电监护下的无痛舒适化拔牙，这样医生可以实时监测心率、血压和呼吸，并结合药物镇静和镇痛，在确保安全的同时提供放松的手术体验。此外，超声骨刀等微创技术可以减少手术带来的痛苦和创伤，特别适合那些容易焦虑和紧张的老年人。

6. 口腔溃疡易反复，避免刺激最重要

随着年龄的增长，口腔黏膜逐渐发生退行性改变。因此老年人口腔黏膜易发生溃疡、糜烂、皲裂，甚至出现斑纹、结节、肿块等情况。另外，老年人口腔内个别残根残

冠、不良修复体，以及唾液腺的萎缩和分泌减少，都可能诱发各种口腔黏膜问题。

（1）口腔溃疡能治好吗

由不良修复体或残根残冠造成的创伤性溃疡最为常见，如果刺激不去除，溃疡反复发作，可引起疼痛，严重影响生活质量。针对反复发作的口腔溃疡，建议做好以下几点：

1）去除局部刺激因素：首先拔除口腔内的残根残冠、去除不合适的义齿；保持口腔卫生，防止口腔菌群失调；经常湿润口腔，防止口腔黏膜干燥破损。

2）局部用药：可使用局部抗菌药物及局部止痛剂。

3）治疗原发疾病：对于溃疡反复发作或症状较重的老年朋友，应及时排查全身性疾病（如糖尿病或免疫疾病等），治疗原发疾病也是缓解口腔溃疡的重要环节。

（2）长期口腔溃疡会癌变吗

通常情况下，口腔溃疡会在几天到两周内自行愈合。然而出现以下情况，需要考虑可能的癌变风险，并及时就医检查。

1）口腔溃疡超过两周仍未愈合，或者在愈合后又复发。

2）溃疡处形成肿块或结节，并逐渐增大。

3）口腔黏膜明显疼痛，并扩散到周围区域。

4）口腔溃疡伴有持续出血，或者因溃疡导致吞咽或咀嚼困难。

无须恐慌但更不可心存侥幸，早期发现和干预能够显著提高治疗的效果。

7. 口腔健康维护佳，长命百岁有保障

牢固的牙齿对老年人健康尤其重要，良好的口腔健康，不仅是预防口腔疾病的关键，也是老年人幸福生活的基础。

（1）日常口腔清洁

保持每天至少两次刷牙的习惯，避免用力横刷牙齿。使用竖刷或者旋转刷牙法，力量适当。对于牙缝中难以清洁的食物残渣，可配合使用冲牙器或牙线。对于较大的牙缝，可使用牙缝刷提高清洁效果。佩戴活动假牙的老年人，建议每次用餐后清除假牙上的残留食物，每晚将假牙浸泡于冷水中。

（2）定期口腔检查

定期到口腔专业机构进行检查，有助于早期发现口腔疾病，并及时进行治疗。定期进行洁牙，可有效清除牙齿表面和牙龈深处的病菌和结石。及时拔除无法保留的牙齿，可减少残根残冠对黏膜的刺激。及时调整不合适的假牙，可提高假牙舒适度和咀嚼效率。

口腔健康关乎全身健康，重视自我口腔保健，对老年人保持身心健康、提高生活质量具有重要意义。保护牙齿，从保持日常口腔清洁、坚持定期口腔检查和养成健康生活习惯做起。希望老年人能提高自我口腔保健意识和能力，早期预防或及时治疗口腔疾病，达到“8020”目标，享受健康长寿的幸福生活。

(3) 养成健康生活习惯

维持健康饮食和均衡营养，避免过量进食辛辣或高温食物。保持健康生活作息，避免过度吸烟和饮酒。积极控制全身疾病，减少口腔疾病风险。

上海市口腔医院
复旦大学口腔医学院　刘月华

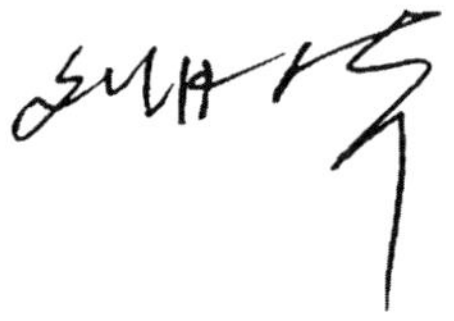

七、中西医携手共保健康

中西医携手绝不是简单混搭，而是优势互补。中医药的合理应用，在于“运用之妙，存乎一心”。

不少老年朋友在几十年的人生阅历中，都知道或体验过针灸推拿、穴位按摩等非药物疗法，也听到过冬病夏治、冬天进补春天打虎等中医说法，或者服用过人参、丹参、黄芪等中药补品或相关药物，以及知晓青蒿素、黄连素等中药有效成分的作用，等等。这些都是具有鲜明中国特色的养生抗病措施。

中国医药学（简称为中医学，包括汉族及其他少数民族的传统医药学）是中华优秀传统文化的宝贵财富之一，几千年来，为中华民族的繁衍昌盛做出了极为宝贵的贡献。中医学的历史源远流长，博大精深。

中医学扎根于中华大地，有丰富的实践经验和文献积累，有深厚的人脉渊源和文化底蕴，有充分的理论自信和文化自信，并与我们老年智者的健康颐养密切相关。

1. 经典药材、中药复方及药膳的合理运用

（1）人参

人参是一味补气药材，具有大补元气、复脉固脱、补脾益肺、生津养血、安神益智等功效。现代药理学研究表明，人参含有多种活性成分，包括人参皂苷、人参三萜皂苷、人参酚类、人参挥发油等。人参对全身各系统都有明显的作用，能治疗心血管系统疾病、神经衰弱、糖尿病以及增强人体免疫力及提高造血机能、提高性功能等。

（2）黄芪

黄芪也是一种补气药材，具有补气升阳、固表止汗、利水消肿、生津养血、行滞通痹、托毒排脓、敛疮生肌的功效。黄芪的主要成分为三萜皂苷、黄酮、黄芪多糖等，有增强人体免疫功能、延缓衰老、抗氧化、促进造血功能、扩张外周血管、降血压、改善微循环、调节糖代谢、抗病毒、抗癌、保肝等多种药理作用。复旦大学附属中山医院心内科杨英珍教授用黄芪治疗病毒性心肌炎的研究，曾多次获得科学技术进步奖。

（3）丹参

丹参是一味活血化瘀药材，具有活血祛瘀、通经止痛、清心除烦、凉血消痈的功能。丹参含有丹参酮、丹参醇、丹参酚、丹参新酮、丹参醛、水溶性丹参素等化学成分，有抗凝血、抗血栓形成、改善微循环、抗心肌缺血、抗脑缺血、抗氧化、抗肿瘤、抗炎、抗纤维化、降胆固醇等多种药理作用。丹参既能活血，又因其药性缓和，能祛瘀生新不伤正，因此古人称其为“一味丹参，功同四物”。

（4）中药复方与中成药

四物汤是著名的补血活血方剂，由川芎、当归、熟地黄及白芍四味药组成，与由人参、白术、茯苓及甘草组成的补气药方四君子汤齐名；而两者相加，再加黄芪、肉桂，则组成著名的十全大补汤。

麝香保心丸是复方中成药，由人工麝香、人参提取物、人工牛黄、肉桂、苏合香、蟾酥、冰片组成。具有芳香通温、益气强心的功效，可以用于气滞血瘀导致的胸闷、胸痛，即心肌缺血导致的心绞痛以及心肌梗死。该药方是复旦大学附属华山医院心内科戴瑞鸿教授在20世纪70年代研制成功。

经大量研究证实，麝香保心丸的作用为保护心脏、降低血脂、改善血液循环、抗心律失常。2021年，符合国际规范的大型循证医学研究历经十年，充分证明了麝香保心丸治疗冠心病的长期应用安全有效，2022年《麝香保心丸治疗冠心病专家共识》发布。

（5）药膳

根据不同的体质和需求，服用一些药食同源的食物，这是重要的养生之道。基于食品中具有某些活性成分，尽管单次含量不高，但通过日积月累，可能发挥某种药理作用。其中一些成分也可能通过肠道菌群的复杂作用，进而对人体产生影响。总之，这些都是因人而异的，应该具体问题具体分析。

2. 中药有效成分的神奇疗效

从中药材中提取有效成分，是药物学家的工作重点之一，已取得显著的成绩。

（1）青蒿素

青蒿素是以中国中医研究院药物研究所屠呦呦为代表的中国药学家们的伟大创新，为此屠呦呦荣获2015年诺贝尔生理学或医学奖。早在1969年，屠呦呦接受研制新抗疟药任务。她率先将青蒿类药物作为抗疟药的备选对象，又从中医文献典籍中获得灵感，采用低温提取分离的方法，从乙醚提取物中找到了对疟原虫有100%抑制率的青蒿素，并首先自身试药。如今以高效低毒的青蒿素类药物为主的联合疗法，是治疗疟疾的最重要手段。

近年来，随着研究的不断深入，青蒿素的其他作用也被发现，如抗肿瘤、治疗肺动脉高压、抗肺纤维化、抗糖尿病、抗细菌、抗真菌、抗病毒、抗炎、免疫调节等多种药理作用。2024年，复旦大学附属中山医院、基础医学院的汤其群教授团队在*Science*（《科学》）杂志上的论文显示，青蒿素类衍生物还能治疗多囊卵巢综合征及雄激素升高相关疾病，并揭示相关机制。

（2）黄连素

黄连素亦称小檗碱，是从中药黄连中分离的一种季铵生物碱，中药材黄连抗菌的主要有效成分。黄连素抗菌谱广，体外对多种革兰阳性及阴性菌均具抑菌作用，主要用于治疗胃肠炎、细菌性痢疾等肠道感染。近年来，黄连素老药新用揭开新篇章。中国医学科学院姜建东教授等从分子水平揭开了黄连素降低血中胆固醇和甘油三酯的奥秘，研究成果发表在*Nature*（医学学刊《自然·医学》）上，这是发掘祖国医药宝库中的又一个重要事件。韩国学者也报道小檗碱对治疗肥胖和糖尿病有正面作用。

（3）三氧化二砷

三氧化二砷是剧毒中药砒霜的有效成分。上海交通大学医学院王振义院士，早在1986年首次使用全反式维甲酸诱导分化治疗急性早幼粒细胞白血病获得成功。他们团队又与哈尔滨医科大学中西医结合名家张亭栋教授合作，采用砒霜治疗复发病例再获成功，最终攻克了M3型白血病。他的学生陈竺院士、陈赛娟院士的研究表明，三氧化二砷可以使癌细胞发生分化并最终凋亡，揭示了中药砒霜“以毒攻毒”的本质。王振义先后荣获国家最高科技奖和共和国勋章等荣誉，他说，从中医药的古老智慧和实践经验中寻找疾病诊疗的办法，是非常可行、有效的途径。

3. 针刺疗法大放异彩

这里讲一个真实的故事。

复旦大学上海医学院汤钊猷院士既是国内外闻名的肝肿瘤学家，也是中西医结合事业的杰出探索者。他在20世纪50年代担任过上海市针灸经络研究组秘书，参与撰写《针灸治疗急性阑尾炎116例》的英文论文。更令人称奇的是，作为一位外科名医，从20世纪60年代到80年代，他竟然阴差阳错地亲历了用针刺疗法治愈自己三位至亲（儿子、妻子和母亲）的急性阑尾炎（儿童急性阑尾炎、成人单纯急性阑尾炎、老人阑尾穿孔并发腹膜炎）。尤其是91岁的老母已发病5天，阑尾穿孔并发腹膜炎，但老人坚决拒绝住院，只接受在家用针刺治疗，并每天输液1瓶（抗菌药物仅为正规用量的1/4）。结果治疗9天而痊愈，再未复发，直到96岁去世。

针刺疗法安全有效，对于许多种类病痛都有良好的效果，民间总结出“肚腹三里留、腰背委中求，头项寻列缺，面口合谷收，胸胁内关谋”的歌谣，具有非常实用的临床价值；在条件受限的紧要时刻，可通过按压穴位取得效果。一些老年人喜欢有针对性的自身穴位击打法，也是保健强身的好习惯。

我国科学家的研究表明针刺信息激活中枢神经系统，从而产生强有力的调整作用以对抗各种病痛，阿片肽和多种生物活性物质是实现针刺效应的物质基础。

在我国传统医学走向世界的浪潮中，针刺研究是享誉世界的排头兵。据世界卫生组织介绍，全世界已有 100 多个国家和地区开始使用针刺疗法，有 18 个国家已将针刺疗法纳入医保目录。

2010 年，联合国教科文组织将中医针灸列入人类非物质文化遗产名录。多年来，我国外派国际医疗队及培训国外留学生和进修生，也扩大了针刺疗法的世界影响力。

4. 富有中国特色的运动锻炼

（1）气功

气功源于古代的“吐纳导引”，是人体在安静状态下，通过调身、调息、调心的方法，改善人体生命机能的传统体育项目。医家气功的特点是以中医理论为指导，以防病治病、强身健体为锻炼目的。气功蕴藏着丰富的中国传统文化内涵，以放松入静为首先要点，这是有别于其他运动项目的主要特征。

气功的基本科学原理是：通过有意识地控制呼吸节律，使血中含氧量增加，可以影响大脑皮质的兴奋性和控制力，进而调整全身功能，包括交感神经和副交感神经的平衡，达到强身健体的目的。长期实践认为用调息、意守等方法调整呼吸之气，使其逐步达到缓、细、深、长，从而使大脑皮质得以发挥其对机体内部的主导调节作用，促进全身循环和呼吸系统的畅通，加强肠胃消化功能和全身物质代谢，达到疏通经络、调和气血阴阳、保健强身、防病治病的目的。

（2）太极拳

太极拳是以中华传统“太极”“阴阳”哲学理论为指导，集中颐养性情、强身健体、技击对抗等多种功能为一体，内外兼修，刚柔相济的传统拳术。在身心锻炼方面，具有安全、有效、全面、实用等优点。2020 年，太极拳已被列入联合国教科文组织人类非物质文化遗产名录，也受到国内外医学界的重视。

健康密码 传统医学助力养老保健

弘扬我国传统医学，是养老保健事业中具有鲜明特色的健康密码之一。

大医精诚的从医之道，天人合一的哲学思辨，宁静致远的自我修身，治未病的先进理念，富有哲理的辨证施治，数以千计的经典药方，药食同源的饮食养生，太极拳等体育活动，调息养性的气功锻炼，针灸等非药物疗法，这些都是值得大力弘扬的精华。促进中西医结合是我国医学发展的必由之路。

这里还须强调，一是医学行为一定要有专科医师或全科医师的指导。二是勤于学习，慎于实践，善于思考，因人而异。三是警惕形形色色冒牌“老中医”，以及纯中药制剂“绝无毒副作用”的虚假广告。

复旦大学上海医学院　吴根诚

八、家庭的温暖屏障

本章以“主动参与、科学照护”为核心，提供一份兼具实用性与人文关怀的行动指南。

广义上讲，家属的范畴超越了简单的血缘关系，它包括所有与老人紧密相连的亲人、挚友，以及日常照料的护工与保姆。他们共同构成了首道细致察觉老年人身心微妙变化的守护屏障。

家属的深度参与，为老年人的健康管理构筑了坚实的双赢桥梁。对于长者来说，这意味着能够获得家庭成员的关怀与经济支持，确保他们的健康之旅。对家属而言，这同样是一个宝贵的学习机会——通过亲身参与，他们能够提前掌握老年健康管理的知识与技能，为自己的老年生活做好准备。从家庭整体的角度来看，家属的积极参与促进了疾病的早期预防与有效干预，显著减轻了家庭在医疗方面的经济压力。

1. 用心沟通，搭建理解的桥梁

（1）洞察需求：从细微处读懂长辈的心

要成为长者健康守护者，首要任务是深入理解他们的心理和生理需求。细致观察长者的生活习惯，了解他们的喜好和身体状况，这是基础且至关重要的一步。

观察与倾听：关注长辈的饮食偏好、睡眠质量、情绪波动，并主动询问“最近是否有任何不适？”

记录健康日记：创建一份简易的“健康基本情况及用药周表”，记录血压、用药情况、情绪变化，为医生的诊断提供辅助信息。

(2) 高效沟通：把专业术语变成暖心对话

与老年人交流时，应使用简洁明了的语言。例如，医生的指示是服用 5 mg 的药物，家属可以简化为“每天吃一片”或“每天吃一颗”等易于理解的表述。同时，家属应耐心倾听，表现出同理心，并适时给予正面的鼓励，使每次对话都成为一次温馨的情感交流。

简化医疗指示：将“每日需服用 5 mg 的降血压药物”简化为“每天早餐后服用一片小药片”。

积极反馈：多使用“您今天看起来气色很好!”或“让我们一起尝试这个新的健康食谱吧!”这样的话语，鼓励长辈积极参与到健康管理中来。

2. 生理健康：科学管理，防患于未然

(1) 健康监测：定期体检，与家庭医生签约

家属应每年陪同老年人前往医疗机构接受一次全面体检，涵盖生活方式和健康状况评估、体格检查、辅助检查以及健康指导。

生活方式和健康状况评估：通过问诊和自评，了解老人的运动习惯、饮食结构、烟酒情况、慢性病症状、用药史及生活自理能力。

体格检查：包括体温、脉搏、呼吸、血压、身高、体重、腰围等体征测量；皮肤、淋巴结、心肺、腹部等常规检查，初步评估口腔、视力、听力及运动功能等的检查。

专项检查：包括血、尿、便常规，肝肾功能，血糖血脂，心电图，腹部B超等常规项目。除此之外，吸烟的人应加做肺部CT、肺功能等检查。血压高的人应加做心脏超声、颈动脉超声、血管功能检测等检查。有糖尿病的人应加做糖尿病眼底病变筛查、综合眼病筛查、远端对称性多发性神经病变筛查、心脏自主神经病变筛查等检查。老年人应接受与其年龄和性别相匹配的肿瘤筛查，以及每年一次的认知功能筛查。

家属可协助长者与社区的家庭医生签订服务协议。签约后，家庭医生将定期主动联系签约的老年人，了解他们的健康状况，并提供个性化的健康指导。

(2) 用药安全：智能工具化解遗忘风险

对于患有慢性疾病的老年人来说，规律性服药和定期监测健康状况是他们日常生活中的重要需求。然而，随着记忆力的逐渐衰退，他们往往容易忘记按时服药，或是对医嘱和药品说明书中的专业术语感到困惑。在这种情况下，家属可以参照医嘱或药品说明书，提前将药品进行分类整理，例如使用带有提醒功能的分类药盒，以帮助老年人正确地服用药物。为了帮助老年人更有效地管理自己的健康状况，家属可以协助记录或指导老人完成“健康基本情况及用药周表”，记录每日服药情况、血压、血糖等重要指标以及任何不适感。

(3) 应急救护：关键时刻的生命防线

老年人易发生心脏骤停和呛咳窒息，家属学习心肺复苏和海姆立克急救法是提升家庭应急救护能力的重要一环。家属可以参加当地的红十字会、医院、急救中心或社区中心等机构定期举办的心肺复苏等急救培训课程，也可通过在线课程等资料自行学习。

老年人的疾病表现常呈现出不典型或轻微的特征，但这绝非疾病严重性的可靠指标。例如，一位老年人捂着腹部自诉胃痛，实则可能是心肌梗死的非典型症状，而非单纯的消化道问题。在此情境下，若家属未能给予足够重视，延误了及时就医的时机，可能会酿成不可挽回的后果。

为了精准识别并有效应对老年人的“不适感”，首先，家属要熟悉老年人的基础健康状况与既往病史；其次，要深入询问，掌握老人不适的具体性质、位置及伴随症状，这有助于更准确地判断病情。

当面对复杂或难以自行判断的情况时，可向家庭医生求助。家庭医生了解签约老人的基本情况，能够及时做出相应处理，从而有效避免病情恶化，保障老年人的生命健康与安全。

（4）时刻准备：就医物品清单

带老人就医前，为了确保就医过程的顺利进行并提升就医体验，应该做好以下几方面的准备：

1）证件与资料准备

身份证明与医保资料：携带身份证、社保卡或医保卡等证件。

病历资料：包括病历本、诊断证明、住院记录以及近期的检查报告、本章推荐的“健康基本情况及用药周表”等。

这些资料有助于医生全面了解老人的病史、病情及治疗方案。

2）生活必需品与辅助器具

如水杯、纸巾、湿巾等，以满足老人在医院的基本生活需求。如果老人行动不便，应携带拐杖、助行器或轮椅等辅助器具，以便在医院内更方便地移动。

3）饮食与用药准备

饮食准备：根据老人的健康状况和可能进行的检查项目（如血糖、血脂、肝肾功能检查等），提前调整饮食。一般建议饮食清淡、易消化，避免刺激性、油腻的食物。如果老人需要禁食禁水，应提前告知并做好准备。

用药准备：如果老人正在服用某些药物，应携带药物清单或药盒，以便医生了解老人的用药情况并做出相应调整。

（5）家居改造：跌倒预防的“隐形守护”

老年人由于步态的稳定性下降和平衡功能受损等原因容易跌倒，家属可以对家庭进行适老化改造，以减少老年人跌倒的概率。

适老化住宅设计中的具体改造要点涵盖了多个方面，以确保老年人的居住安全和便利。家属可以购买相应适老化改造的家居设计书籍或是利用网络查找资料，进行相应改造。以下是一些关键的改造要点：

1）通用性改造

合理规划行为流线，保证通行流畅；全屋无高低差或门

老年人跌倒风险评估表

活动	权重	得分	睡眠状况	权重	得分
步态异常/假肢	3		多醒	1	
行走需要辅助设施	3		失眠	1	
行走需要旁人帮助	3		夜游症	1	
跌倒史			用药史		
有跌倒史	2		新药	1	
因跌倒住院	3		心血管药物	1	
精神处于不稳定状态			降压药	1	
谵妄	3		镇静药、催眠药	1	
痴呆	3		戒断治疗	1	
兴奋/行为异常	2		糖尿病用药	1	
意识恍惚	3		抗癫痫药	1	
自控能力			麻醉药	1	
大便/小便失禁	1		其他	1	
大便/小便频率增加	1		相关病史		
保留导尿	1		神经科疾病	1	
感觉障碍			骨质疏松症	1	
视觉受损	1		骨折史	1	
听觉受损	1		低血压	1	
感觉性失语	1		药物/乙醇戒断	1	
其他情况	1		缺氧症状	1	
			年龄80岁及以上	3	

注：最终得分：低危1～2分；中危3～9分；高危10分及以上。

槛，实现无障碍通行；地面材质应防滑并具有缓冲性能；墙面转角和家具家电应做好防磕碰设计；门宽度应满足轮椅或助行器通行；将平开门改为推拉门；选用下压式或U形门把手；安装感应夜灯；电源插座及开关位置应便于老年人使用。

2）起居厅

家具应避免尖锐和突出，沙发倾斜角度不宜过大，座面不宜过软过深，茶几高度应略高于沙发，方便老年人起身支撑。

3）卧室

应有良好采光，安装床边护栏，避免翻身时跌下床；床头设置双控开关，床边设置紧急呼救装置；过道宽度应保证轮椅、助行器通行。

4）卫生间

应尽量避免高差，并设置安全辅助设施；宜选用推拉门或内外均可开启的门；地面材质应防滑，干湿分离，淋浴区宜设置淋浴椅和抓杆。

5）厨房

选择适宜的操作台面高度，减少弯腰；加设中部柜，满足储藏需求；橱柜下加装灯带，提供辅助照明；更换可自动熄火燃气灶，安装烟雾报警器、燃气报警器、积水报警器。

6）阳台

考虑老年人洗涤、晾晒、晒太阳、养护绿植等行为的空间需求，为老年人提供接触室外环境的可能性。包括更换晾衣架、增设护栏、增设绿植空间等。

这些改造要点旨在为老年人打造一个安全、便捷、舒适的居住空间，从而提升他们的生活品质。具体的改造措施应依据老年人的实际情况和需求量身定制。

3. 心理健康：情感支持与积极老龄观

在照顾长者的过程中，家属必须密切关注其心理健康，具体可以从以下几个方面着手：

（1）情感支持不可或缺

家属应成为长者坚强的后盾，通过倾听、理解和鼓励，为长者提供持续而温暖的情感支持。这种支持有助于长者感受到被爱与被关怀，从而增强心理韧性，更好地应对生活中的挑战。

（2）引导积极的衰老观念

帮助长者建立正确的衰老认知，鼓励长者以积极、乐观的态度接受并适应身体机能的变化。通过分享正面案例和鼓励长者自我调整，促进长者内心的平和与接纳。

（3）关注身体疾病对情绪的影响

身体疾病常常伴随着情绪上的波动，家属需及时与长者沟通，了解其内心感受。对于因疾病引发的焦虑、抑郁等情绪问题，应给予更多的理解与安慰。

（4）寻求专业心理支持

当发现长者的情绪问题超出了家庭支持的能力范围时，家属应协助其寻求专业的心理咨询服务。同时，家属也应积极参与咨询过程，学习有效的沟通技巧和照护策略，以便在家中更好地支持长者。

4. 科技助力，智慧照护新篇章

随着智能技术的蓬勃发展，科技不再是冰冷的工具，而是化身温暖的健康管家，为老年人筑起全天候守护网，让家属的关怀突破时空限制。

（1）智能穿戴：24小时健康哨兵

实时监测，风险预警：为老人佩戴智能手环或手表，这些设备能够实时监测心率、血压、血氧饱和度、睡眠质量等生理指标，检测是否有跌倒发生。一旦发现异常，设备会及时通知家属。

远程互联，数据共享：定期使用智能血压计和血糖仪为老人测量血压和血糖，数据会自动同步到手机App，家属可以随时查看并了解老人的健康状况。

（2）智慧家居：安全与便利的“双保险”

智能安防，未雨绸缪：在家中安装智能摄像头，通过手机App随时查看老人的活动情况。摄像头还可以设置异常检测功能，如老人长时间未活动或摔倒时自动发出警报。

智能改造，细节显关怀：用智能音箱开关灯、调节空调温度，减少老人弯腰攀爬风险。使用燃气报警器，可以自动关闭阀门，杜绝安全隐患。

（3）线上资源：健康管理的“云助手”

家庭医生App：通过使用签约社区提供的家庭医生在线

咨询服务，可以一键完成报告查询、预约转诊等操作。

健康课程：密切关注三甲医院的官方公众号，跟随权威医生学习慢性病管理知识。

以上，我们强调了家属在长者健康维护中的不可替代性，也分享了一些具体而实用的建议，以期对每一位关心长者的家属有所帮助。面对老人可能出现的各种状况和挑战，希望家属能始终持有耐心、爱心与责任心，包容和理解他们。同时，不断学习新知识、新技能，以更好地照顾老人，为他们创造一个更加健康、幸福的晚年生活。

健康密码　沟通暖心金句

“您年轻时照顾全家，现在换我们守护您！”

“今天散步比昨天多走了 10 分钟，真厉害！”

“我知道关节疼很难受，咱们试试医生教的按摩手法？”

“医院公众号上的那篇科普文章，周末咱们一起研究一次吧！”

复旦大学附属中山医院　江孙芳　杨麒琳

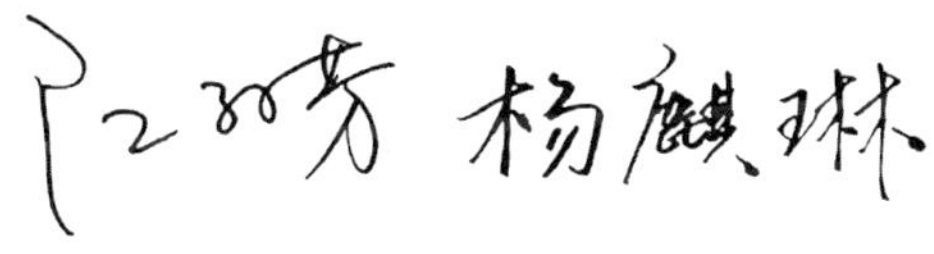

九、坚持优良的生活习惯

通过培养和坚持良好的生活习惯，我们可以更好地享受健康、快乐的生活。

各种与年龄相关的慢性疾病和功能减退是困扰老年人的最大问题。良好的生活习惯是健康生活的基石，它不仅有助于个人的身体健康和心理健康，还能提高生活质量，减少医疗成本，对家庭和社会也有着积极的影响。那么，优良的生活习惯有哪些？如何去养成？这一章节，我们将给老年朋友提供一些建议和参考。

1. 戒烟限酒

吸烟和饮酒存在于许多人的日常生活中，却是危害身体健康的重要因素，特别是对老年人的生活质量有重要的影响。世界卫生组织提出的健康四大基石之一就是“戒烟限酒”。

（1）烟酒危害大

烟草中含有超过 7 000 种化学物质，其中至少有 70 种已知的致癌物质。吸烟与肺癌密切相关，也是导致多种慢性疾病的主要风险因素。研究显示，吸烟会引起呼吸系统的慢性炎症、降低免疫力，影响睡眠，还可以引起高血压、冠心病、脑梗死等多种心脑血管疾病。烟草中的尼古丁会影响钙的吸收，烟碱会抑制成骨细胞、刺激破骨细胞的活性，会使骨密度降低，引发骨质疏松症。因此，尽早戒烟的益处不言而喻。

适量饮酒可能有益，但过量饮酒则会带来健康风险。老年人由于代谢减慢，对酒精的耐受性降低，更应该限制饮酒量。长期过量饮酒会导致脂肪肝、肝硬化等肝脏疾病；酒精会影响大脑功能，导致记忆力减退和认知能力下降；老年人饮酒后更容易出现跌倒和受伤的风险。

（2）戒烟限酒好处多

戒烟和限酒不仅能降低老年人罹患多种疾病的风险，还能带来诸多益处。研究表明，戒烟和限酒可以延长寿命，可以通过改善呼吸、增强体力来提高生活质量，并且还有助于减少家庭和社会中的紧张和冲突。

对于老年人来说，戒烟和限酒可能需要更多的耐心和支持。想要成功戒烟，可以寻求专业帮助，包括咨询医生或戒烟顾问来获取戒烟计划和药物支持；可以尝试尼古丁替代疗法；避免激发吸烟欲望等。想要戒酒或减少饮酒，应严格遵循医生或健康指南推荐的饮酒量，选择低度酒和酒精含量较低的饮料，推荐在社交场合选择无酒精饮料。另外，社区和家庭成员可以向老年人提供关于吸烟和饮酒危害的相关信息，支持和鼓励老年人坚持做到戒烟限酒。

2. 重要环节：合理作息

健康生活的重要组成部分是合理的作息。有些老年人在退休之前身体很好，精力充沛，而在退休后很快感到体质下降，总是乏力、没有精神，睡眠也不好，其中一个重要原因就是没有规律性的生活起居把正常的生物钟打乱了，在无形中加速了身体的衰老和内在能力（包括躯体能力和心理能力）的下降。合理作息对于老年人维持健康、提高生活质量非常重要。

老年人如何养成良好的作息习惯，建议参考以下几点：

1）制定作息计划：根据自己的身体状况和生活习惯，制定合理的作息时间表，并尽量遵守。

2）早睡早起：研究发现长寿老人平均每天睡 7 小时，而有效睡眠通常在晚上 11 点～早上 6 点。所以，建议老年人保持早睡早起的习惯，每天晚上 9～11 点入睡，第二天 5～7 点起床。要创造良好的睡眠环境，睡前避免使用电子设备，以减少光线和噪声的干扰，避免饮用含咖啡因的饮料、剧烈运动和情绪激动，以帮助放松身心。

3）适当午休：适当的午休可以帮助老年人恢复精力，建议每次午睡时间控制在 0.5～1 个小时，应避免过长的午睡，以免影响夜间睡眠。

4）规律饮食：做到合理膳食且三餐规律，有助于维持血糖稳定，减少消化系统的负担。

5）适量运动：每天适度运动，尤其是白天进行适量的户外活动，有助于调整生物钟、提高身体素质和夜间睡眠质量。

此外，对于作息不规律的老年人，家人和朋友应帮助他们逐步调整作息习惯。社区可以通过健康讲座、心理咨询等服务来提供相应的指导。如果遇到失眠问题，可以尝试放松训练、深呼吸等方法，必要时可以咨询医生，寻求专业的帮助。

3. 重要方式：有序有效的运动

运动是老年人保持身体健康和改善功能状态的重要方式。老年人进行有序有效的运动可促进身体健康，减少慢性疾病的风险；帮助控制慢性疾病以及改善功能；提高自理能力。规律的运动可以增强心脏的泵血能力，提高肺部的氧气交换效率，从而增强心肺功能。适当的力量训练和有氧运动可以减缓肌肉萎缩，预防肌少症和骨质疏松症。通过特定的平衡训练可以提高身体的平衡和协调能力，减少老年人跌倒的风险。运动还可以改善老年人的情绪，减少抑郁和焦虑的症状。

大多数老年人都患有一种或多种慢性疾病，体质的个人差异很大，同时每个老年人都是独特的个体，有着不同的需求及身体活动能力。所以，老年人进行有序有效的运动，最好在相关专业人员的评估和指导下，兼顾每个老年人的独特性和差异性，注意运动方式、强度及时间，并根据其健康状态随时调整。

老年人运动需遵循适度、适量、安全、有序和有效的原则。

1）个体化：运动方式因人而异，因时而异。步行是一种普遍和安全的运动方式，游泳和骑车、划船等可以在器械上进行的非负重运动方式更适合患有膝关节炎的老人。

骨质疏松的老人应在可能的情况下进行负重运动，肌少症、肥胖或有平衡问题的老人推荐抗阻训练。

2）有效性：要科学、合理地安排运动内容、运动强度和运动量，并且要养成定期运动的习惯，目的是使老人的功能状态有所改善。推荐每周至少进行3次运动，每次半小时左右。

3）安全性：在运动前进行相关评估，及时发现并尽量避免潜在的风险。为安全起见，老年人的运动强度一般为中、低度，避免选择不适当的运动方式，以免造成运动损伤。运动前后进行适当的热身和放松活动，以减少受伤风险。如运动过程中感到胸闷、头晕或呼吸困难等不适时，应立即停止运动。

4）循序渐进：包括运动方式和运动频率、时间、强度等都要循序渐进，由简到繁、逐步增加，并且持之以恒。

5）多样性：结合有氧运动、抗阻训练、平衡和柔韧性训练，使运动更全面。适合老年人的有氧运动，如快走、慢跑、游泳等。使用哑铃、弹力带等进行力量训练，每周至少2天。平衡训练，如单腿站立、太极等，每周至少3天。柔韧性训练，如瑜伽、拉伸等，每周可进行2～3次。

此外，家庭成员和社区应多支持和鼓励老年人参与运动活动，提供关于运动益处和安全指导信息，社区可为老年人提供适合的运动场所和设施，有助于老年人进行有序、有效的运动。

4. 重要措施：定期体检

体检作为预防性健康管理的重要手段，对于老年人来说尤为重要。定期体检可以帮助老年人了解自己的健康状况，对血压、血糖、胆固醇等指标进行监测，有助于采取适当的生活方式和饮食习惯调整，从而预防疾病的发生发展。许多慢性疾病在早期通常没有明显症状，通过体检能及时发现并进行有效治疗。另外，体检结果良好可以给老年人带来安心感，减少因担心健康而产生的焦虑和压力。

现代老年医学认为，老年人的健康状态包含疾病和功能状态两大方面。针对老年人的健康体检不应局限于筛查疾病或其潜在风险因素，同时也要关注个体的功能状态，包括躯体功能、认知功能、心理功能及其支持等。因此，老年人体检的项目应涵盖疾病筛查（包括常见恶性肿瘤和非肿瘤性疾病）和老年人特殊筛查（包括内在能力、不良生活方式、老年综合征等）。

老年人体检的重点关注项目有以下几类：

1）心脑血管系统：老年人心脑血管疾病的风险增加，定期检查血压、血脂、心电图、心脏超声和头颅 CT 等至关重要。研究发现，有吸烟史、主动脉瘤家族史的 65～75 岁男性是腹主动脉瘤高风险人群，建议对其采用 B 超筛查。

2）内分泌代谢系统：老年人易患糖尿病、甲状腺疾病等内分泌疾病，应定期检查血糖、尿酸和甲状腺功能等。

3）肿瘤筛查：老年人是肺癌、结直肠癌、前列腺癌等恶性肿瘤的高发人群，应定期检测肿瘤标志物和进行必要的影像学检查（包括肺部CT、肠镜等）。

4）骨骼肌肉系统：老年人骨量和肌肉的流失加速，骨密度、肌肉质量和力量的检查有助于早期发现和医治骨质疏松症或肌少症。

5）老年综合征：应重点筛查可能造成严重不良后果，可能对生活质量和失能产生重要影响的老年综合征，如视力损伤、听力损伤、抑郁、认知功能下降、营养不良、睡眠障碍、跌倒、尿失禁等。

家人应监督老年人每半年至1年进行体检，根据年龄、性别、健康状况和家族病史，制定个性化的体检计划。积极参加社区提供的体检服务，如国家为65岁以上老人提供的免费健康管理和体检服务。

5. 重要保障：自我健康观察

每个人都是自己健康的第一守护者，老年人也不例外。通过自我健康观察，不仅可以增强老年人的健康意识，促使他们采取更健康的生活方式；而且有助于老年人更好地了解自己的身体状态，采取适当的保健措施，提高生活质量。

老年人通过自我健康观察，能及时发现自身的异常变化，早期发现一些隐匿性疾病，更有效地管理慢性疾病，预防其进展和并发症，可以降低治疗成本，减轻家庭和社会的负担。

如何进行有效的自我健康观察，我们建议：

1）定期自检：定期进行自我检查，如体重、体温、血压、心率等，注意身体的任何异常变化。

2）记录观察结果：将观察到的身体变化记录下来，包括时间、症状和持续时间等，以便在就医时提供给医生。

3）学习健康知识：通过阅读、听讲座等方式学习健康知识，提高自我观察能力和健康管理能力。

4）定期体检：自我观察不能替代专业的体检，应定期进行全面的身体检查，并向家庭医生或专科医生寻求必要的指导和帮助。

5）其他：自我观察是为了更好地管理健康，不要回避或产生抵触情绪，更不必焦虑；避免自己轻易下诊断或通过非专业途径查询疾病信息、擅自买药；不要忽视任何微小的异常症状，应及时告知家人或就医。

6. 新要求：保持社会关系

社交孤立或社交隔离、社会孤立、社会隔离，指的是人与社会之间完全或是接近完全缺乏联系的状态。每个人都需要社交关系才能生存和发展。但随着年龄的增长，人们通常会发现自己花了更多的时间独处。独处可能会使老年人更容易感到孤独和社交孤立，这会影响老年人的健康和幸福感。

（1）感到孤独或孤立如何影响健康

孤独或社交孤立的人可能会运动过少、饮酒过多、吸烟和睡眠不佳，这会进一步增加出现严重健康问题的风险。研究表明，孤独和社交孤立与心脏病、抑郁症和认知能力下降等健康问题的风险增加有关。社交孤立和孤独也与以下风险有关：高血压、心脏病、肥胖、免疫功能减弱、焦虑、抑郁症、认知能力下降、阿尔茨海默病，甚至死亡。

孤独的人会经历情感上的痛苦。长期孤独的人可能会感到受威胁和不信任他人。情绪痛苦可以激活身体压力反应。当这种情况持续很长时间时，它会导致慢性炎症（可能损害组织的因子过度活跃或长时间释放）和免疫力降低（抵抗疾病的能力下降）。进而增加老年人患慢性病的风险，并可能使老年人更容易感染某些传染病。

社交孤立和孤独也可能对大脑健康有害。此外，社交活动太少和经常独处可能会使日常生活（如开车、消费、吃药和做饭）变得更加困难。

某些因素可能会增加老年人出现社交孤立和孤独的风险。这些包括：行动不便、视力或听力问题、心理或认知挑战、缺乏目标、财务困境、独居、生活发生重大变化，例如退休或家庭成员离世、缺乏社会支持、照顾身体不适的亲人。

（2）如何与朋友和家人保持联系

首先，照顾好自己很重要。为了帮助管理压力并尽可能保持身心健康，请尝试锻炼、健康饮食、充足的睡眠，以及进行自己喜欢的活动。

其次，保持活跃并与他人保持联系很重要。与他人一起从事有意义、富有成效的活动的人会感到有目标感，并且往往寿命更长。例如，通过志愿服务帮助他人，可以帮助您减少孤独感，并让您在生活中拥有使命感和目标感。研究表明，这类活动可能有助于改善老年人的情绪、健康和认知功能。

其他的方法还有很多，比如，找一项您喜欢的活动，重新开始一个以前的爱好，或者参加一个课程来学习新的东西。您可能会玩得开心并结识志趣相投的人。每天安排时间，通过电话、短信、社交媒体，亲自与家人、朋友和邻居保持联系。与信任的人交谈并分享感受，养个宠物，保持身体活动。想办法与他人一起锻炼，例如加入步行俱乐部或与朋友一起锻炼。

复旦大学附属中山医院　任卫英　杜康

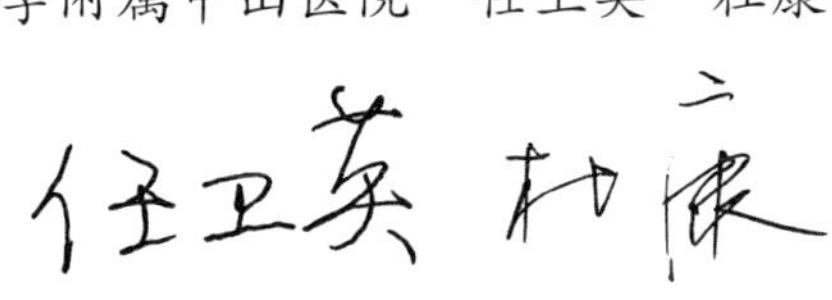

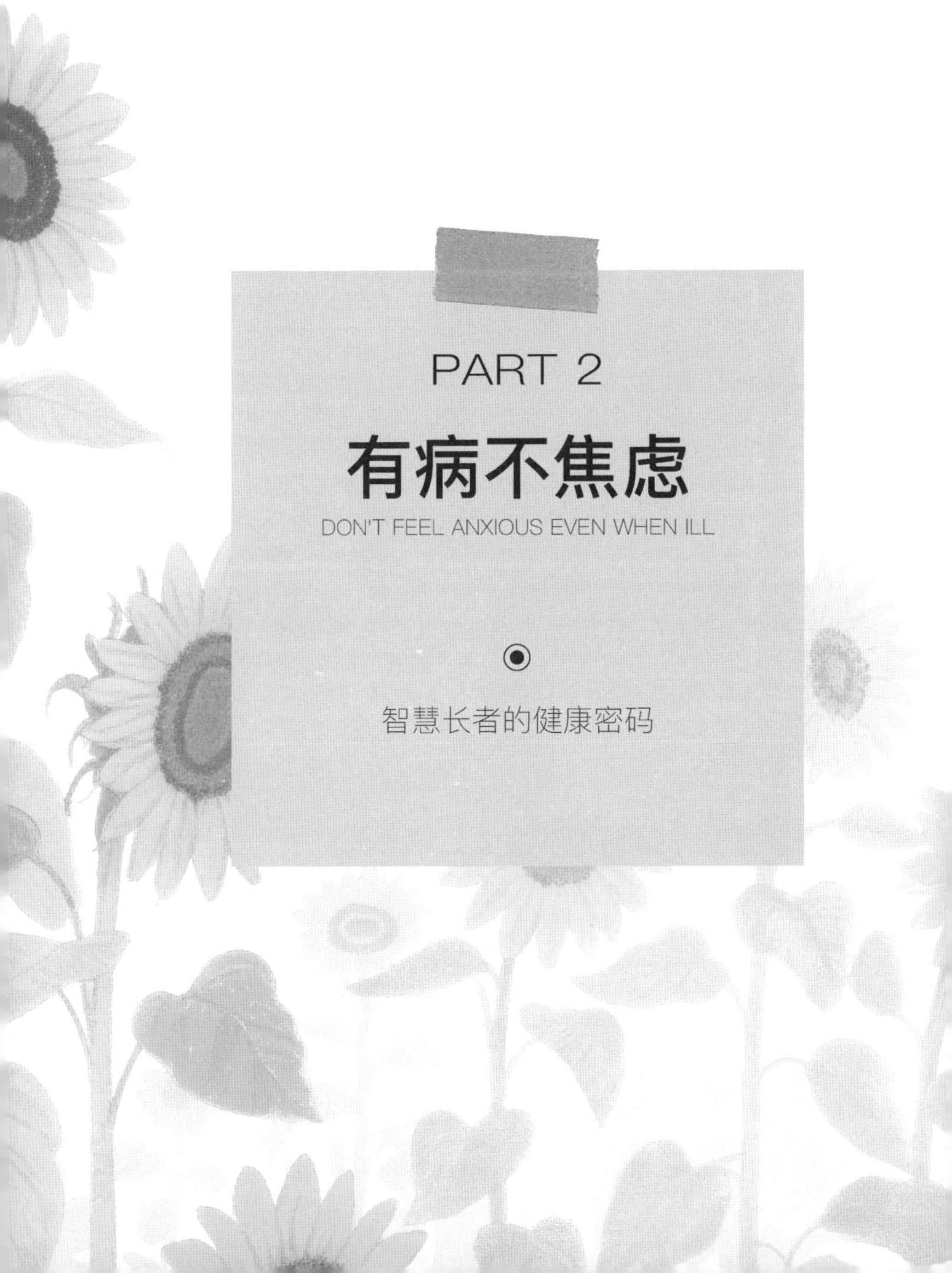

PART 2

有病不焦虑

DON'T FEEL ANXIOUS EVEN WHEN ILL

智慧长者的健康密码

一、细胞衰老与疾病

衰老是人体必然的生理过程。衰老是如何发生的？让我们看看衰老的发生机制，以及衰老相关的疾病。

衰老与生长发育一样，是人类生命过程中不可避免的阶段。虽然衰老没有明确的起始时间，各系统器官的老化速度并不同步，个体差异也很大，但饮食、营养、运动、精神、习惯、环境、社会等因素在一定程度上可以减缓或加快衰老进程，目前尚无明确的证据表明可以逆转衰老。

1. 人的衰老是如何发生的

各种动物的自然寿命都有一个相当稳定的极限，这说明生物的自然寿命长短与遗传特性密切相关。有学者用"生物钟"来比喻生物寿命与遗传的关系，认为生物在一定年限内注定要死亡，就好像有一个"时钟"控制着生命进程，到一定时限生命就要结束。有关衰老机制的研究一直是生物学、老年医学研究的前沿，人类对于衰老的认识从整体动物水平推进到了细胞水平和分子水平。那么，衰老的发生机制又有哪些呢?

（1）细胞衰老

细胞衰老是指原本具有分裂能力的细胞逐渐失去分裂增殖能力，进入持续的、不可逆的分裂停滞状态。主要特征有四个：细胞增殖受阻、凋亡耐受、免疫细胞抗性以及衰老相关分泌表型（SASP）。SASP 是衰老细胞合成和分泌的促炎因子、趋化因子等。此外，细胞间通信改变被认为是细胞衰老的另一个重要标志。衰老细胞的形态特点是体积增大、形态扁平，细胞核增大、核膜内陷、染色质固缩，细胞质内脂褐素堆积，空泡形成等。细胞衰老是人体衰老的最基本的驱动因素。

（2）基因组不稳定

随着增龄，基因组的完整性和稳定性因受到外源性和内源性因素的影响而下降，包括 DNA 损伤与突变积累、端粒损耗等；DNA 修复能力逐渐衰退，不能及时纠正核 DNA、线粒体 DNA（mtDNA）复制中的错误，损伤细胞功能，进而诱导并加速衰老。DNA 损伤的积累可导致细胞功能失调，衰老细胞增多，引起 Werner 综合征等疾病。

（3）线粒体功能紊乱

线粒体是细胞的供能器官。随着增龄，线粒体的分解代谢和合成代谢发生变化，导致 ATP 等代谢产物异常，mtDNA 突变缺失导致衰老和疾病。mtDNA 易受自由基的侵害，使 mtDNA 损伤，不能表达呼吸链中所需要的酶。损伤缺失积累增多，导致能量转换酶系统功能异常，ATP 减少。线粒体 DNA 的缺失主要引起的疾病有认知障碍、共济失调、癫痫、视网膜炎、肌萎缩、糖尿病等。衰老细胞中线粒体合成受限，新生线粒体减少，功能受损的线粒体堆积，进一步诱导细胞衰老。

（4）端粒缩短

端粒是位于真核细胞内染色体末端，由 DNA 和蛋白质构成的复合结构。一般情况下 DNA 每复制一次，端粒丢失

50～200 bp，当它缩短到一定程度时，细胞的增殖就不能再继续进行。端粒酶位于细胞核内，是一种逆转录酶，能以自身的 RNA 为模板合成端粒 DNA，修复被损伤的端粒 DNA，稳定其长度。

端粒丢失随增龄而增加，而有些肿瘤细胞在增殖过程中端粒不缩短，因此肿瘤细胞的繁殖永无休止。端粒酶的发现为抗衰老提供了新的思路。美国科学家卡罗尔·格雷德、伊丽莎白·布莱克本和杰克·绍斯塔克因发现端粒和端粒酶是如何保护染色体的，获 2009 年诺贝尔生理学或医学奖。

（5）蛋白质稳态失衡

衰老过程中未折叠、错误折叠、氧化和糖化等的蛋白质慢性积累，蛋白质稳态下降，不能维持蛋白质的正常结构和功能，可导致阿尔茨海默病、帕金森病、白内障和肌萎缩侧索硬化等疾病。蛋白质稳态失衡不仅是衰老的特征之一，也为治疗衰老相关疾病提供途径。

（6）表观遗传改变

表观遗传改变是指在核酸序列未发生任何改变的情况下，基因表达可遗传的变化。在衰老过程中常见的表观遗传改变包括 DNA 甲基化异常、组蛋白修饰异常、非编码 RNA（ncRNA）功能失调、异常染色质重塑等，导致染色质结构的变化，这在衰老细胞中常见，同时可以通过干扰表观遗传来抗衰老。

（7）慢性炎症反应

衰老组织和大多数增龄相关疾病的一个普遍特征是慢

性炎症，炎性衰老是指人体在衰老过程中进行性增高的低级别慢性炎症。随着年龄增加，免疫系统功能逐渐衰退，这种慢性炎症会引起组织器官慢性损伤，促进器官结构和功能改变以及人体的衰老。

（8）干细胞耗竭

随着增龄，干细胞数量减少和功能逐渐衰退，被称为干细胞耗竭。干细胞对于维持组织稳态和再生至关重要。在衰老过程中，干细胞 DNA 损伤积累、表观遗传学改变、代谢失调等导致干细胞功能障碍和衰竭。许多衰老的特征被认为与干细胞的损伤和减少有关，干细胞的衰老与耗竭会诱发人体的衰老。

以上这些机制互相影响，形成了一个复杂的网络。此外，自噬功能障碍、菌群生态失调、营养感知失调、细胞间通信改变等，也被认为是衰老的重要标志。它们在分子层面、细胞层面和整体层面相互作用、相互影响，衰老细胞不断堆积，影响组织器官的结构、功能和代谢，促进了衰老的发生发展。

2. 老年人患病风险增加

随着年龄的增长，身体会逐渐出现各种生理功能的退行性改变，衰老是人体不断退化，组织器官生理功能下降及紊乱的综合表现。组织器官功能减退既是增龄的结果，也是衰老的重要原因。衰老组织更容易出现各种功能障碍，而干细胞的衰老与耗竭也影响了衰老组织的修复与再生。在疾病状态下，人体会产生更多的衰老细胞，推动疾病的发展。在衰老与疾病的相互作用下，老年人患某些疾病的风险和严重程度会增加，衰老是神经退行性疾病、动脉粥样硬化、2 型糖尿病、肌肉减少症等老年慢性疾病最大的危险因素。

（1）神经退行性疾病

衰老时会出现记忆力减退、认知或躯体的功能障碍和行为改变等症状，影像学上表现为大脑体积减小、脑室扩大、灰质和白质减少。神经细胞的衰老是导致多种神经退行性疾病的发病基础，最常见的是阿尔茨海默病及帕金森病。

阿尔茨海默病是老年人最常见的一种痴呆类型，随着年龄增长，患病的风险也增加，以记忆力下降和认知功能减退为主要表现，常伴有人格和行为的改变，起病隐匿且进行性发展，是由基因、生活方式和环境因素等共同作用的结果。其主要病理特征为 β-淀粉样蛋白及 tau 蛋白沉积引起神经细胞凋亡，破坏大脑结构和功能。在衰老过程中，细胞自噬活性明显下降，病理性蛋白产生增加、清除减少、聚集增多，进一步诱导神经元损伤。

目前发现，线粒体功能障碍、氧化应激、炎症、自噬缺陷等加速细胞衰老的因素是神经系统退行性疾病的重要诱因。最新报道，用人工智能方法对 6 000 多种蛋白进行分析建模，发现了对阿尔茨海默病诊断和预测具有重要价值的新型生物标志物——YWHAG。

（2）心血管系统疾病

随着增龄，心血管系统会发生一系列退行性改变，导致功能的降低和对外界的适应能力减退，这种改变也被称为“老年心脏”。衰老是动脉粥样硬化、高血压等疾病发展的重要危险因素。动脉粥样硬化特征是动脉内膜形成纤维脂质斑块，导致管壁增厚变硬、失去弹性和管腔狭窄，主要累及大、中动脉。

多种因素导致的内皮细胞受损会导致内皮下胶原暴露，促进脂蛋白蓄积到血管壁，趋化单核细胞黏附，平滑肌细胞增殖迁移并吞噬氧化低密度脂蛋白，沉积在斑块处形成纤维帽，纤维帽的破裂则会导致心绞痛、心肌梗死等严重的急性心血管事件。以冠状动脉粥样硬化引起的心肌梗死，以及脑动脉粥样硬化引起的脑梗死危害最大，是死亡率最高的心血管疾病。

(3) 免疫相关疾病

衰老引起人体免疫系统功能下降，老年人因整体能量、蛋白质、维生素和微量元素等缺乏，易发生营养不良，加上运动不足，进一步增加了患感染性疾病的风险，导致老年人患病毒性肺炎、尿路感染等疾病的概率是年轻人的数倍甚至数十倍。尽管衰老本身不是引起癌症的原因，但仍然是各种癌症最重要的风险因素。人体内的免疫细胞，尤其是 T 细胞可以寻找并杀死癌细胞，而增龄会诱导 T 细胞发生线粒体自噬，其存活率和功能会降低。老年时人体无法及时清除异常增殖的癌细胞，癌细胞出现免疫逃逸，增加转移风险，导致预后不良。因此，某些免疫治疗对老年患者的靶向性会降低，导致治疗难度增加。

在这些变化中，免疫细胞的构成和组成包括使免疫细胞发挥功能的诸多物质基础发生了明显变化，导致免疫活性细胞的各种功能发生很大改变，出现对抗原的精细识别能力下降，精确调控功能减弱，以及免疫应答紊乱、低效或无效，使免疫系统三大功能（防御、自稳、监视）失调或减弱，最终导致老年人感染、自身免疫性疾病及癌症的发病率明显增加。

由于老年时免疫功能的衰退，老年人易患免疫缺陷病，如感染、自身免疫病、癌症、动脉硬化、帕金森病等。衰老与免疫功能的降低程度平行，死亡率与免疫功能呈负相关，有人甚至称衰老是一种流行性免疫病。

（4）内分泌系统疾病

老年人胰岛素供应不足，组织器官对胰岛素的敏感性下降，导致葡萄糖耐受性下降，出现高血糖，进而又促进多种细胞衰老，可成为其他增龄相关疾病的病理基础。年龄是 2 型糖尿病的最大危险因素之一，需要注意的是，老年人糖尿病“三多一少”（多饮、多尿、多食、体重下降）症状常不典型，可能仅表现为乏力、皮肤瘙痒、反复感染和糖尿病性白内障等。发生糖尿病后，人更容易出现虚弱、轻度认知障碍、阿尔茨海默病、心血管疾病、骨质疏松症、视力障碍等，因此 2 型糖尿病本身可能代表一种促衰老的状态。

老年人的激素水平会随着年龄增长而逐渐下降，失去雌激素对骨的保护作用，绝经后老年女性骨量丢失明显；体内钙的代谢影响骨骼的衰老，老年人骨质疏松的发生率高，骨质疏松成为了老年人骨折的最主要原因。同时，骨密度降低会引起脊柱承重能力降低，髓核脱水并纤维化，导致老年人身高变矮、驼背等脊柱畸形，甚至影响心肺功能。此外，老年人由于尿酸排泄减少或生成增多，易导致血尿酸升高，沉积于关节引发痛风。

（5）运动系统疾病

肌肉的衰老和萎缩是人体衰老的重要标志。肌肉减少症（肌少症）是一种由衰老引起的骨骼肌量流失、强度和功能下降而引起的综合征，肌少症会导致老年人易跌倒、骨折以及关节损伤，引发严重不良后果。衰老是肌少症发生的主要原因，运动减少、持续的炎症、神经因素，以及蛋白质摄入减少、合成减少和分解增加等均可诱发。因此老年人应有计划地进行运动训练，加强营养，保持肌肉质量和肌力。最新研究发现，线粒体功能异常也是肌少症发病的重要原因，进一步揭示了衰老与疾病间密不可分的关系。

大多数老年人会出现关节疼痛和关节僵硬，其罪魁祸首就是骨关节炎，它是由增龄等多种因素引起的退行性骨关节病，其特征是关节软骨退化、骨质增生、软骨下骨增厚；可累及所有关节，更多发生于负重大、活动多的关节，如膝关节、髋关节等，因此俗话说“人老腿先衰”。衰老时软骨细胞水肿，半月板中微血管生成，关节负重能力减弱，造成炎症、关节疼痛及功能障碍。因此，老年人应减少关节的负重和过度的大幅度活动，以延缓其病程。

复旦大学上海医学院　钱睿哲

二、解读心脑健康密码

本章分别解读最主要的高血压、冠心病、中风等，给大家一些防治心脑血管疾病的健康密码。

心脑血管疾病很常见，也是对健康危害很严重的疾病，现实生活中还是有很多老年人对自身心脑血管疾病茫然不知，有了高血压也不吃药，结果控制不好，导致中风等危险发生。

1. 认识老年高血压特殊表现

老年高血压，一般是指年龄≥65 岁，在不用降压药物的情况下，血压持续或不同日 3 次测量血压，收缩压≥140 mmHg 和/或舒张压≥90 mmHg。如果收缩压≥140 mmHg、舒张压＜90 mmHg，则为老年单纯收缩期高血压。曾明确诊断高血压且正在接受降压药物治疗的老年人，虽然血压＜140/90 mmHg，也属于老年高血压。由于血压在不同场景、身体状态下是变动的，若是老年人在家自我测量，可以参考家庭电子血压计测的血压≥135/85 mmHg 这个标准，最好也是每天差不多时间或坐姿，能找个本子记录下来更好。

除了测量环境等外界因素外，血管状况、身体因素等内因也与老年人的血压息息相关，对此有个更清晰的认识，比单纯要把血压控制在某个数值更有意义。老年人血压的这些特点值得关注：

（1）收缩压升高为主，脉压差大

老年人常见的高血压表现为单纯的收缩期高血压，收缩压与舒张压之间的差值即脉压通常可达到 60～100 mmHg，比正常范围（30～40 mmHg）几乎翻倍。老年人脉压的增大，与心血管意外事件之间存在显著正相关关系。

（2）血压波动大，昼夜节律异常，易发生直立性低血压

毋庸置疑，随着身体的衰老，身体的调节能力也会减弱，因此老年人的血压调节能力是下降的。季节变化、温度波动和情绪变化引发的血压异常波动，体位变化及餐后导致的血压变化情况普遍，常出现血压昼夜节律的紊乱、夜间低血压或高血压等，清晨高血压现象也增多。

若从卧位转为直立位的 3 分钟内，收缩压下降≥20 mmHg，并伴有头晕等症状，尤其是在合并糖尿病或使用利尿剂、扩血管药物时，直立性低血压的频繁发生，容易导致晕厥和跌倒等不良事件。

（3）共病多，多重用药，白大衣高血压、假性高血压多

老年人常伴多病、共病，每种疾病可能都会用药，对血压也会有不同的影响。此外，一些老年人在医疗环境中常常感到紧张，会出现白大衣高血压现象，过度降压治疗后出现反复的低血压状况。白大衣高血压发生率约为 15%，在老年人群中比例则高达 40%。由于老年人血管普遍存在钙化，有些还伴有严重的动脉硬化，使用血压计袖带时，所测得的血压值往往高于真实的动脉内血压，这种假性高血压的现象并不少见。

2. 高血压的自我管理

高血压发病率高，很多人需要终身服药，和高血压和

平相处已经是很多老年人必须掌握的生活技能了，不必因病产生悲观情绪，也不能马虎大意，导致意外发生。这里强调生活方式的调适、血压的监控及控制的目标。

（1）采取积极的生活方式

所有人均应采取健康积极的生活方式，高血压患者也不例外。主要包括改善睡眠，调节情绪，减轻心理压力，戒烟限酒。通过合理饮食和运动，维持体重在正常范围内。

科学饮食包括采用低盐、低脂、高纤维饮食，多吃新鲜蔬果、全谷类食物。进行适量蛋白质补充，选择优质蛋白，如鱼类、瘦肉、豆制品等。限制钠摄入，每日盐摄入量不超过 5 克，减少动物脂肪和反式脂肪酸的摄入。

适量运动，做到每周进行至少 150 分钟中等强度的有氧运动，如慢跑、快走、游泳等。进行适度的力量训练等阻抗运动，但应量力而行，循序渐进。

（2）鼓励家庭自测与动态监测血压

血压监测常用三种方法：诊室测量、动态监测和家庭自测。针对老年人血压的特点，鼓励老年人进行家庭自测和动态血压监测（部分可穿戴设备），家庭自测应定期在双上肢，以及相同体位下进行血压测量，并做好测量后的记录。

（3）科学用药，控制好血压

在对老年高血压治疗时，应重点关注收缩压的达标，同时要避免过度降低舒张压。通过有效控制血压，最大限度地减少心脑等损害风险，降低致死和致残的可能性。如果是高龄老人，降压治疗应在评估衰弱状态后，基于伴随疾病及严密监测，以及治疗效果来确定个体化治疗方案，可以参考下表。

高龄老人的降压建议

年　龄	衰弱状态	治疗建议
年龄在65～79岁高血压患者（血压≥140/90 mmHg）	非衰弱	在生活方式干预的基础上开始药物降压治疗，目标血压应控制在＜140/90 mmHg。如果患者能够耐受，进一步将血压降低至＜130/80 mmHg
年龄≥80岁高血压患者（血压≥150/90 mmHg）	非衰弱	应立即开始降压治疗，首先将血压控制在＜150/90 mmHg。若患者耐受良好，可考虑进一步降低
年龄≥80岁高血压患者（血压≥150/90 mmHg）	衰弱	应考虑启动降压治疗，目标收缩压应设定在130～150 mmHg。或根据具体情况制定个性化的治疗方案，如果患者能够良好耐受，则应继续进行降压治疗

通过健康的生活方式和规范的小剂量、长效、联合、个体化药物治疗，可以有效控制血压，减少并发症的发生。

3. 如何把冠心病风险降到最低

当专为心脏自身供血的冠状动脉内壁发生粥样硬化病变，导致血管管腔狭窄乃至闭塞时，心肌组织将缺血缺氧，严重时可能引发心肌细胞坏死。这一过程所诱发的就是常说的冠心病，即冠状动脉粥样硬化性心脏病。

（1）常见的和易被忽视的症状

冠心病的症状因人而异，但通常包括胸痛、呼吸困难、心悸等。这些症状可能单独出现，也可能同时出现，且严重程度和持续时间也各不相同。

胸痛是冠心病最常见的症状之一，通常表现为压迫感、紧缩感或钝痛，位于胸骨后或心前区。胸痛可能向左臂、肩部、颈部和下颌放射，伴随呼吸困难、出汗、恶心、呕吐等症状。胸痛的持续时间可能从几分钟到几小时不等，严重时可能演变为心肌梗死。

如果在运动或情绪激动时，出现呼吸困难，也不能马虎大意，因为可能与心肌缺血有关。如果自觉心跳加快、心跳不规则或有无力感，也可能是冠心病的早期症状。此外，冠心病还可能表现为乏力、疲劳、头晕、出汗过多、恶心、呕吐、上腹部不适等，这些症状并非特异性，因此容易被忽视或误诊。

（2）预防重于治疗

冠心病危害大，因此要做好预防，预防目标是将风险降至最低。通过控制危险因素、改善生活方式等手段，可以有效降低冠心病的发病率和死亡率。控制危险因素是预防的关键。高血压、高血脂、糖尿病、肥胖、吸烟、饮酒都是主要危险因素。平时要通过药物治疗和生活方式调整等手段，控制危险因素，降低患冠心病的风险。

改善生活方式是预防冠心病的重要措施。通过合理饮食、适量运动、减压以及保持良好的心态等手段，可以降低冠心病的风险。因此，冠心病的预防要通过药物、运动、营养、精神心理及生活方式等多种干预措施，进而降低心血管事件风险，提高生活质量。

冠心病的发生与发展是一个渐进性的病理过程，其预防重在疾病的起病及后续管理。优化生活方式，如戒烟限酒、低盐低脂饮食、规律体力活动、控制体重和保持心理健康等，都是有效且关键的措施。尤其在疾病早期阶段，药物治疗往往能够达成满意的治疗效果。

值得一提的是，即便经过手术治疗，冠心病亦非完全根治，后续仍需持续进行药物治疗等。需要强调的是，对冠心病要有一个管理思路，首先需要调整情绪、舒缓压力，在此基础上，遵医嘱用药。通过药物治疗，合理使用抗血小板药物、他汀类药物、贝特类药物等，控制病情进展、预防心肌梗死等并发症的发生。

4. 中风的三级预防要做什么

中风的发生，往往会给家庭和社会造成了巨大的经济负担，而80%的中风是可以预防的，控制中风发生的危险因素，是非常有效且低成本的预防方式。和一般人理解的不同，医生所说的预防，一般有三个级别，分别为一级预防、二级预防和三级预防。

（1）通过改变生活方式，积极主动控制危险因素

一级预防又称病因预防，指发病前，通过改变不健康的生活方式，积极主动控制各种危险因素，而达到预防中

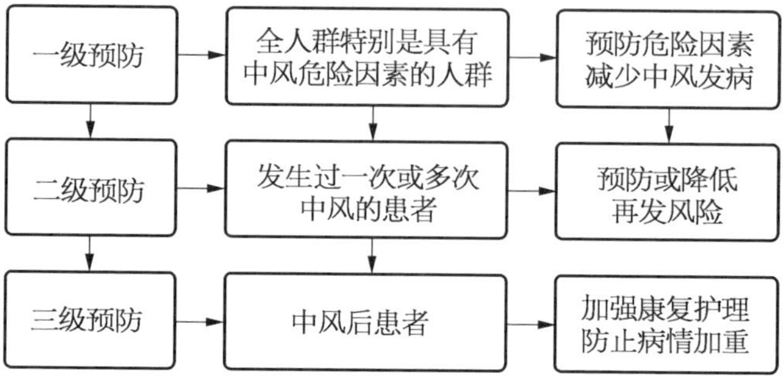

中风的三级预防模式图

风发生或推迟发病年龄的目的。饮食采用以蔬菜、水果、鱼、海鲜、豆类、坚果类、谷类为主的地中海饮食，注意补充坚果和橄榄油，可降低中风发生风险。目前，通过补充叶酸和维生素等保健品的效果尚未得到充分证实。每周至少进行 150 分钟中等强度的锻炼、75 分钟剧烈强度的锻炼。同时，要避免过长时间的久坐。超重和肥胖者可以通过健康的生活方式、良好的饮食结构、增加体力活动等措施减轻体重。对于患有阻塞性睡眠呼吸暂停的成年人，进行持续气道正压通气（CPAP）治疗，可能是降低中风风险的合理方法。

有慢性病的人，需要合理药物治疗和生活方式的调整，做好风险控制，如建议进行糖尿病前期和糖尿病筛查，以评估中风风险。通过定期测量血压、控制血压和改善生活方式，以预防中风。40 岁以上男性和绝经期后女性每年要进行血脂检查。如果低密度脂蛋白胆固醇 LDL－C>190 mg/dL（>4.9 mmol/L），要进行正规降脂治疗。如有心肌梗死、房颤、外周动脉疾病等疾病，中风的发病风险明显高于普通人，所以遵医嘱接受治疗非常重要。

（2）抵御“二次伤害”的重要防线

二级预防即早发现、早诊断、早治疗，针对已经有中风先兆（即短暂性脑缺血发作，TIA）或既往发生过中风的人，积极控制，防止脑血管病的发生与复发，是抵御“二次伤害”的重要防线。

首要的是，要按医嘱进行抗血小板和抗凝治疗，如有高血压、高血脂、糖尿病等，要控制血压、血脂等。糖尿病和血糖偏高人群中风风险是正常人的 2～3 倍，控制血糖很关键。

具有活动能力的缺血性中风或 TIA 后患者，急性期后推荐进行每周至少 3～4 次、每次至少 10 分钟的中等强度运动（如快走）或每周至少 2 次、每次至少 20 分钟的有氧运动（如快走、慢跑），而并非静养不运动，饮食上要采用地中海饮食。尽量保持心理健康，与家人、朋友保持良好的沟通和互动。

（3）三级预防重在促进功能恢复

发病后的积极治疗，可防止病情恶化，减少相关并发症和后遗症，促进功能恢复。三级预防是指对中风造成的残疾积极开展功能康复锻炼，同时避免原发病的复发，主要内容包括康复、医疗、训练指导、心理疏导、知识普及等，以尽快恢复患者缺损的功能，增强其参与社会生活的能力。康复训练对于中风患者来说非常重要，早期的康复治疗有助于减轻功能残疾，预防并发症，改善预后。一般缺血性中风发病后 24 小时即可进行康复训练。

健康密码　中风黄金治疗期：4.5 小时

中风发生时，脑细胞会以每秒 190 万左右的速度坏死，特别是在发病时间 4.5 小时后，中风部位的脑细胞可能“死透”了，会出现一系列严重的神经功能缺失症状，如肢体麻木、无力、行走不稳、言语不利等。因此，4.5 小时也被认为是缺血性中风的黄金治疗期。

急性缺血性中风在发病后 4.5 小时内进行静脉溶栓治疗，大血管闭塞导致的中风在发病后 6～24 小时内进行动脉取栓治疗，都可以早期开通闭塞血管。静脉溶栓和动脉取栓能够最大限度地挽救缺血半暗带里濒临死亡的脑细胞，能够有效减少中风的致死率及致残率。

复旦大学附属华东医院　保志军　张丽

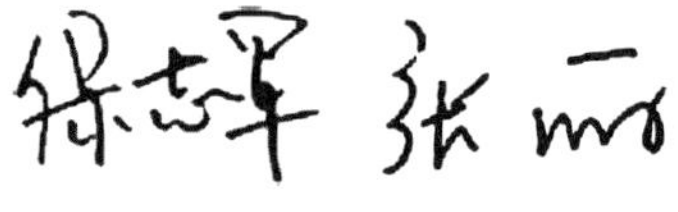

三、代谢疾病知多少

代谢性疾病是可以通过科学的管理和良好的生活方式来有效预防和控制的。

新陈代谢是生物体维持生命不可或缺的活动，包括两个部分：通过不断吸收外界的营养成分供自身使用，称为合成代谢；再通过降解不同成分，将废物排出体外，称为分解代谢。代谢过程失调，可引发代谢性疾病，如糖尿病、高脂血症等。

1. 老人为什么要特别管控糖尿病

随着社会经济发展和生活方式改变，糖尿病患者越来越多。目前，中国10个成人中约有1人患糖尿病，而10个老年人中约有3人患糖尿病。

（1）糖尿病不仅仅是血糖高

血糖轻度升高，我们人体不会感受到任何不适。随着血糖进一步升高，会出现口干多饮、多尿、多食而体重下降的“三多一少”症状，常伴乏力、皮肤瘙痒等症状；长期慢性高血糖则会导致全身慢性并发症，表现为蛋白尿、浮肿、肾功能下降甚至尿毒症；双足麻木或刺痛；视力下降等；走路后出现下肢缺血痛；冠心病、脑梗死等；双足的溃疡、感染等。严重的高血糖会导致急性并发症，如酮症酸中毒或高渗昏迷。

老年糖尿病患者易伴发多种慢性疾病，合并高血压、高血脂或高尿酸比例高达80%，需同时予以评估和管理。

多项临床研究结果显示良好控制血糖能预防急性并发症，能延缓慢性并发症的发生和发展。

(2) 如何判断自己是否患糖尿病

由于老年人糖尿病比例高，而早期糖尿病往往没有症状，建议老年朋友每年检查血糖。

老年朋友因各种不适到医院就诊，特别是糖尿病慢性并发症相关的症状，或急诊或住院，应关注血糖。如因为治疗其他疾病，需要服用糖皮质激素如泼尼松等会升高血糖的药物，应多加监测。

糖尿病多数缓慢发生，但也有可能在短期内显著升高。如有口渴多饮、多尿、多食而体重下降的“三多一少”症状、乏力，甚至是恶心、呕吐、腹痛、神志不清等相关症状时需测定血糖，即使近期血糖检查正常也应复查。

血糖分空腹血糖和餐后血糖，空腹血糖≥7 mmol/L，餐后血糖超过≥11.1 mmol/L 则可诊断糖尿病；如果血糖偏高，但未达到上述诊断标准，口服葡萄糖耐量试验（空腹抽血测血糖后，喝下含 75 克葡萄糖的水，半小时、1 小时、2 小时和 3 小时分别抽血测定血糖）有助于识别早期糖尿病，如果 2 小时血糖超过 11.1 mmol/L 则诊断为糖尿病。随机血糖即不管是否进食或进食多久，随时测定的血糖。糖化血红蛋白，反映人体过去三个月的平均血糖水平，≥6.5%也提示糖尿病（正常人不超过 6%）。目前备血糖仪的家庭越来越多，正确使用血糖仪测定指尖毛细血管血葡萄糖，方便易用，有助于筛查糖尿病。

老年患者多数为 2 型糖尿病。诊断为糖尿病后应进行胰岛功能、胰岛自身抗体等检查，以明确类型。

2. 2 型糖尿病患者的饮食和运动

糖尿病是一种可控的疾病。在专业医生的指导下，每位糖尿病患者都可以通过调整生活方式、合理用药和定期监测来良好控制血糖，预防糖尿病危害。

了解糖尿病的各种急性并发症和慢性并发症，并和医生一起根据自身情况设定个体化血糖控制目标。目标因人而异，基本原则是基础健康状况好，血糖控制要求高；合并疾病多，身体状况差则要求放宽，如空腹 5～8 mmol/L，餐后 8～12 mmol/L，糖化血红蛋白 8%以内。

（1）饮食管理

总的饮食原则是总量控制，均衡营养，主食、荤菜和蔬菜搭配得当，每天三餐按时进餐；保证身体营养需求并有益于血糖控制。建议每位病友至少去医院参加一次健康教育课或看一次营养门诊，掌握个体化饮食方案。做好饮食管理，吃得健康又美味，稳定体重稳定血糖。

简单举例，一位 70 岁的老年朋友，身高 170 cm，体重 78 kg，超重，平时生活活跃，退而不休，每天运动半小时。建议全天总能量 1 600～1 700 千卡，主食 200 g（可部分选用燕麦、黑米、鹰嘴豆等低升糖指数的粗粮），荤菜（蛋、肉、鱼虾、豆）250 g 左右，蔬菜 500 g 以上，奶制品 200～250 mL，水果 150～200 g。烹饪多用蒸、煮、炖，少用煎炸方式，少盐（<5 g/日）、不加糖；进食顺序可先汤和蔬菜，再荤菜和主食。

（2）科学运动

运动不仅能强身健体，还能控制体重，帮助骨骼肌消耗葡萄糖，降低血糖。无论是走路、游泳、骑自行车还是跳舞，适量规律运动都能显著改善血糖控制。建议每周至少进行150分钟的中等强度运动，如快走或骑自行车。同时每周进行两次的力量训练，有助于提高基础代谢率，改善胰岛素敏感性。

体重超重或肥胖的病友要通过饮食和运动减轻体重，而体重过轻者则宜通过适当增加饮食量以增加体重。

3. 糖尿病患者的药物治疗和血糖监测

（1）合理用药

糖尿病药物种类繁多，作用机制各异，使用方法和可能的不良反应各不相同。糖尿病治疗方案需要个体化，不同人不同方案，同一人不同时间可能选用不同方案，需要请专科医生制定药物治疗方案，了解药物的使用时间、剂量和方法、可能不良反应和注意事项，并复诊。血糖控制不佳去看医生时带好所服药物，明确说明自己的服用剂量和方法，医生会在原来治疗方案基础上进行调整。部分患者，特别是新诊断、肥胖、饮食习惯差、缺乏运动的病友，在积极改变生活习惯加上药物治疗控制血糖后，可以减少甚至停用降糖药，达到“缓解”或“逆转”。停用药物后仍应坚持健康饮食和运动习惯，并监测血糖，需要时再开始药物治疗。

（2）血糖监测

血糖监测包括血糖和糖化血红蛋白。推荐使用家用血糖仪自我监测并记录血糖；每三个月检查糖化血红蛋白，了解整体血糖控制情况。动态葡萄糖监测仪持续监测全天血糖谱，特别适合血糖波动大的病友。

家用血糖仪使用注意事项：① 正确使用仪器，特别是血糖试纸的保存和使用；② 去医院测静脉血糖时带上血糖仪，比对同步结果，确认可靠性；③ 做好记录。血糖波动大或者反常，应及时分析饮食、运动和药物等相关因素并做好记录，必要时复查血糖或上医院复诊。

自我监测血糖频率因人、因病情而异，基本原则是血糖控制尚未达标、药物治疗方案调整阶段或合并疾病时多加监测。糖尿病急性并发症患者每小时测定血糖，而治疗方案稳定、血糖稳定、健康状况良好时，每周测一次空腹和一次餐后血糖即可。身体感到不适时随时监测。

（3）监测合并症和筛查并发症

主要包括体重、血压的自我监测，定期检查血脂；每年筛查并发症，如检查眼底、尿常规、尿微量白蛋白、肝肾功能、神经病变和血管病变等。双足是血管和神经病变最早受累的地方，保持足部清洁干燥，穿合适的鞋袜，日常洗脚时注意局部是否有伤口、水疱等异常情况。

健康密码　预防糖尿病的关键：避免肥胖

糖尿病是可以预防的。国外多项研究和国内著名的大型研究都证实糖尿病可以预防，而且健康饮食和适当运动，避免超重和肥胖就是最有效的预防方法。

4. 年纪大了为什么要重视血脂

我们人体血液中含有多种脂质成分，主要包括总胆固醇（TC）、甘油三酯（TG）、低密度脂蛋白胆固醇（LDL－C）和高密度脂蛋白胆固醇（HDL－C）。通常说的高脂血症包括高胆固醇血症、高甘油三酯血症以及混合型高脂血症（TC 和 TG 均增高），再加上低 HDL 血症，这些都属于血脂异常。

高脂血症比糖尿病更为常见，目前中国每 10 个成人中约有 3.5 个存在血脂异常，而每 10 个老年人中有 4～5 位存在血脂异常。建议每位老年朋友每年筛查血脂情况，有心脑血管疾病、糖尿病等病史更应检查和监测。

高脂血症是由于身体对血液中“脂肪”的生产和清除失去平衡。血液中的脂肪主要来自食物的消化吸收和肝脏的合成，正常情况下，这些脂肪会被身体代谢和利用。但如果出现以下问题，就会导致血脂升高：

1）生产过多：如摄入过多高脂肪、高糖的食物，或由于遗传问题肝脏合成了过多的胆固醇和甘油三酯。

2）清除减少：身体内清除脂肪的“工具”减少，导致脂肪在血液中积聚过久。这可能与遗传、年龄增加或疾病（如糖尿病）有关。

3）代谢异常：如肥胖或胰岛素抵抗，干扰脂肪的分解和利用，使得脂肪在血液中滞留时间更长。

血脂异常通常没有明显症状，个别患者可能会出现睑黄瘤（常见于眼睑的黄色或橘黄色小斑块）。严重的高甘油三酯血症可引发急性胰腺炎，而其最主要的危害是引起心、脑及周围动脉粥样硬化性疾病。动脉粥样硬化会导致血管狭窄和硬化，严重者会引发心肌梗死和脑卒中（中风）。

5. 如何管理血脂异常

由于血脂异常与心脑血管疾病关系密切，无论血脂水平如何，都建议保持健康饮食：控制饱和脂肪和反式脂肪的摄入，增加富含不饱和脂肪酸的食物，如深海鱼、坚果和橄榄油；多吃富含纤维的食物，如燕麦、豆类和蔬菜。

运动也可以帮助我们预防血脂异常，保持规律的有氧运动，每周至少进行150分钟，如快走、游泳、骑车等，有助于提高高密度脂蛋白胆固醇（HDL－C）水平，降低低密度脂蛋白胆固醇（LDL－C）和甘油三酯。

对于药物治疗，遵循个体化原则。首先要明确的是不同类型的血脂异常，不同身体状况下血脂的理想水平不同，药物干预的指征和目标值也不同。对于已经明确有冠心病、脑梗死的患者，要求将 LDL－C 控制在 1.4 mmol/L 以下；还没有发生心脑血管疾病的糖尿病和高血压患者，LDL－C 要求控制在 1.8 mmol/L 以下。如果除了血脂，其他一切正常，LDL－C 高于 3.4 mmol/L 再开始药物治疗。是否用药、用哪个药、用多少剂量，LDL－C 目标值是多少，由专家指导。开始药物治疗后，应随访血脂、肝功能和肌酶，并及时复诊以调整治疗方案。

6.“三高”“四高”的代谢综合征

代谢综合征是人体能量、血糖、血脂等代谢异常凑在一起携手而来的“组合拳”，包括超重/肥胖、高血糖、高血脂和高血压，也就是通常说的“三高”“四高”。它的发生与遗传因素和生活方式密切相关。长期不健康的饮食、缺乏运动、超重或肥胖，特别是腹部脂肪堆积。同时，随着年龄增长也更容易出现代谢综合征。

（1）代谢综合征有哪些危害

代谢综合征对我们人体主要的危害就是引起动脉粥样硬化，增加心脑血管疾病发生风险。代谢综合征中的每一个疾病都是心脑血管疾病的高危因素，两个因素在一起就是 1＋1＞2，三个因素在一起就是 1＋1＋1＞3，可以说是“雪上加霜”。

（2）代谢综合征如何预防和治疗

代谢综合征中的高血糖、高血脂和高血压都与超重/肥胖密切相关，因此控制体重是预防和治疗的关键措施。为实现体重控制，健康饮食和合理运动是基本的预防和治疗方法。

在健康饮食和运动的基础上，针对糖尿病、高血脂、高血压等具体问题制定相应目标，选择合适的药物治疗，定期监测，将各项指标控制达标，就能有效降低各种并发症的风险。

此外，吸烟对健康的危害极大，尤其会加剧患心脑血管疾病的风险。建议健康的人不要吸烟，吸烟者积极戒烟。

健康的饮食、适量的运动、合理的药物使用、定期的健康检查，以及积极乐观的生活态度，是保持健康、远离代谢性疾病的关键。

复旦大学附属华山医院　向博妮　叶红英

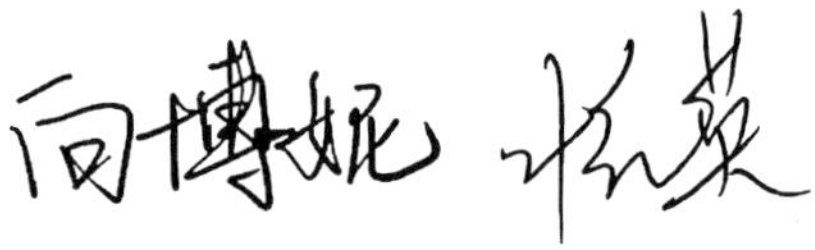

四、面对老年人的骨关节困扰

随着年龄的增长，骨骼和关节的健康问题日益成为人们关注的焦点。

许多老年朋友可能会困惑：为何年纪大了会面临如此多的骨关节困扰？我们又该如何有效预防和应对这些问题？本章旨在帮助老年朋友深入理解这些健康问题的成因，并提供切实可行的预防建议。

1. 老年人为什么常见腰腿痛

随着年龄的增长，身体的各个部位逐渐退化，腰椎和腿部的骨骼和关节尤其容易受到影响。腰椎间盘会逐渐失去水分和弹性，变得干燥，容易出现问题；同时，骨密度也会下降，导致骨质疏松等问题。这些变化使得老年人更容易出现腰腿痛的情况。腰痛和腿痛常常是相互影响的。腰椎和腿部的神经系统相连，尤其是坐骨神经，从腰椎延伸到下肢。腰椎出现问题时，例如腰椎间盘突出或椎管狭窄，可能会压迫到神经，导致疼痛沿着神经传导到大腿或小腿，甚至会感觉到腿部麻木、刺痛或者无力。反过来，腿部的髋关节或膝关节问题也会影响到腰部，导致走路姿势改变后，会加重腰部的不适。

（1）腰痛和腿痛的根源

腰椎间盘突出是老年人腰腿痛的常见原因之一。随着椎间盘失去弹性，当外力作用在脊柱时，椎间盘的纤维环可能破裂，髓核突出压迫到神经根，从而导致腿部放射性的疼痛。这种疼痛在活动如行走、站立时会加剧，甚至会影响小腿和足部，导致腿部乏力或麻木。

腰椎椎管狭窄也是老年人常见的退行性病变之一。随着年龄增长，脊柱的退化可能导致椎管变窄，压迫到神经根或脊髓。老年人通常会感觉到走一段距离后腿发软、无力，需要坐下休息一会儿，这种症状是腰椎椎管狭窄的典型表现。

骨质疏松是老年人腰腿痛的另一个常见原因。骨质疏松会使骨骼变得脆弱，甚至微小的动作也可能导致骨折。腰背部的慢性钝痛可能是骨质疏松引起的，特别是在骨密度明显下降时。长时间站立或行走后，腰痛会加剧，因此关注骨质疏松的情况也十分重要。

(2) 有什么检查方法判断疼痛的来源

医生通常会做一些体格检查。例如，医生会让老年朋友平躺并抬起腿部，如果感觉疼痛或不适，通常可以提示腰椎神经受到了压迫。医生还会观察老年朋友髋部活动情况，通过旋转或移动髋部来判断髋关节是否存在病变。如果髋关节活动受限，可能提示腿痛来源于髋关节问题，而不是腰椎。

要判断腰腿痛的原因，医生会结合影像检查和病史询问。通过X线、CT或MRI等影像检查，可以查看骨骼、关节和软组织的健康情况，以确认是否存在腰椎间盘突出或椎管狭窄等问题。同时，医生会详细询问腰腿痛的起因、持续时间以及疼痛的具体特征，了解是否因劳累、外伤或久坐等因素导致，从而判断是腰部还是腿部的问题。

（3）如何缓解腰腿痛

可以通过物理治疗和药物治疗相结合的方式来缓解腰腿痛。物理治疗如热敷、理疗有助于减轻肌肉紧张和疼痛；药物治疗可有效控制疼痛和炎症，尤其是非甾体抗炎药物，需要在医生的指导下合理使用。

此外，老年人还要注意生活方式的调整，保持适度的锻炼，例如散步、游泳等低强度的有氧运动，有助于增强肌肉力量和改善血液循环。

2. 老年人为什么容易患上骨质疏松

骨质疏松是一种由于骨密度下降而导致的疾病，常见于老年人，尤其是女性。它使骨骼变得脆弱，容易发生骨折，并伴有持续的腰腿痛。骨质疏松并不仅仅是骨密度低下，它是一种全身性的骨骼疾病，通常需要医生进行详细的评估和检查。

（1）骨密度检查很重要

骨密度是骨骼坚固程度的一个重要指标，衡量单位体积内骨骼矿物质的含量，可以理解为骨骼的“紧实度”。骨密度降低不一定等同于骨质疏松，但当下降到一定程度，就会增加骨折风险。医生会根据骨密度数值、患者的症状和骨折风险来综合判断是否患有骨质疏松症。

定期骨密度检查能帮助老年人及早发现骨质疏松的早期迹象，并及时采取干预措施。通过骨密度测试，医生能评估骨骼健康状况，判断是否需要采取药物治疗，以降低骨折风险。特别是绝经后的女性和有骨质疏松家族史的老年人，应定期检查骨密度。

随着年龄增长，体内的雌激素水平逐渐降低，尤其是女性在绝经后，雌激素的减少会大大增加骨质疏松的风险。雌激素对骨骼健康起到关键保护作用。除此之外，缺乏钙和维生素 D、日常运动减少等因素也会导致骨密度下降，使老年人更容易患上骨质疏松。

（2）预防骨质疏松的关键是什么

预防骨质疏松的核心在于保持健康的生活方式和营养补充。首先，要确保足够的钙和维生素 D 摄入，可以通过牛奶、豆制品、坚果、绿色蔬菜等食物来获取。维生素 D 可以通过晒太阳获得，每天 15 分钟的阳光照射有助于维生素 D 合成。另外，含钙的营养补剂在需要时也可考虑补充。同时，老年人可以进行一些运动，如散步、太极拳和游泳等。这些运动能刺激骨骼生长，帮助增强骨骼的健康。适度的运动不仅能改善骨密度，还能增强肌肉力量和协调性，减少摔倒的风险。

3. 关节疼痛如何应对

关节炎是一种常见的慢性病，尤其在膝关节和髋关节等大关节处更容易出现。关节炎会导致关节的炎症、疼痛和僵硬，严重时甚至会影响日常活动。随着年龄增加，关节磨损和老化使得关节炎的发生率明显升高，老年人往往会感到关节肿胀、僵硬和活动不便。

（1）骨关节炎为什么常常“盯上”老年人

关节炎主要包括骨关节炎和风湿性关节炎两种。骨关节炎多由关节的长期使用和磨损引起，常表现为关节肿胀、疼痛和晨起僵硬。风湿性关节炎是一种免疫系统紊乱导致的炎症性疾病，不仅影响关节，还可能伴有疲劳和发热等全身症状。

骨关节炎是关节的退行性疾病，年龄增长导致的关节磨损是主要原因。此外，以前的关节损伤和半月板问题也可能引发骨关节炎。半月板是膝关节中的缓冲结构，随年龄增长逐渐老化，容易受损或撕裂，造成关节活动卡顿或疼痛。老年人早年若有运动损伤史，更容易在晚年出现骨关节炎症状。

（2）风湿性关节炎要早治

风湿性关节炎是免疫系统攻击自身关节组织引起的炎症，患者常在晨起时关节僵硬，同时伴随疲劳、发热等全身不适。风湿性关节炎可引发长期的关节损伤，需要早期诊断和治疗，以避免关节功能丧失。

在晚期骨关节炎中，关节软骨被磨损得越来越薄甚至完全消失，导致骨头直接摩擦，引起剧烈疼痛，日常活动变得非常困难。这种情况下，患者的生活质量明显下降，可能需要手术治疗。

关节置换手术是晚期关节炎患者的一种治疗选择。手术会去除受损的软骨和骨头，将其替换为人工关节，如全髋关节或全膝关节置换。手术后可以有效改善疼痛和僵硬，帮助患者恢复关节的灵活性。

这种手术适合严重的关节炎患者，特别是当疼痛严重影响生活质量时。尽管术后需一段恢复时间，但它能显著提升生活质量，恢复日常生活的独立性。

健康密码　患者的运动智慧

对于那些患有轻度骨性关节炎的老年人来说，运动不仅不会加剧疼痛，反而能帮助改善关节的灵活性，缓解僵硬。对于已经接受过人工关节置换手术的老年人来说，术后也不应完全停止运动。适量的康复训练，如慢走、游泳等，能够帮助术后患者更快地恢复，改善新关节的活动能力，防止肌肉萎缩。

4. 保护骨关节的重要手段

适当的运动对骨骼健康至关重要。老年人应选择低强度、低冲击的有氧运动，如跳舞、游泳和太极。这些运动有助于增强肌肉力量和关节灵活性，强健骨骼，同时减轻关节负担。此外，力量训练也应包含在运动计划中，以提高肌肉的支撑能力，进一步保护关节。此外，运动还可以促进关节液的分泌，这种液体起到了润滑关节、减少摩擦的作用。

康复理疗也是促进关节功能恢复的重要手段之一。物理治疗师通常会根据个人情况制定个性化的康复计划，包括热敷、理疗和按摩等。这些方法能帮助缓解肌肉紧张，

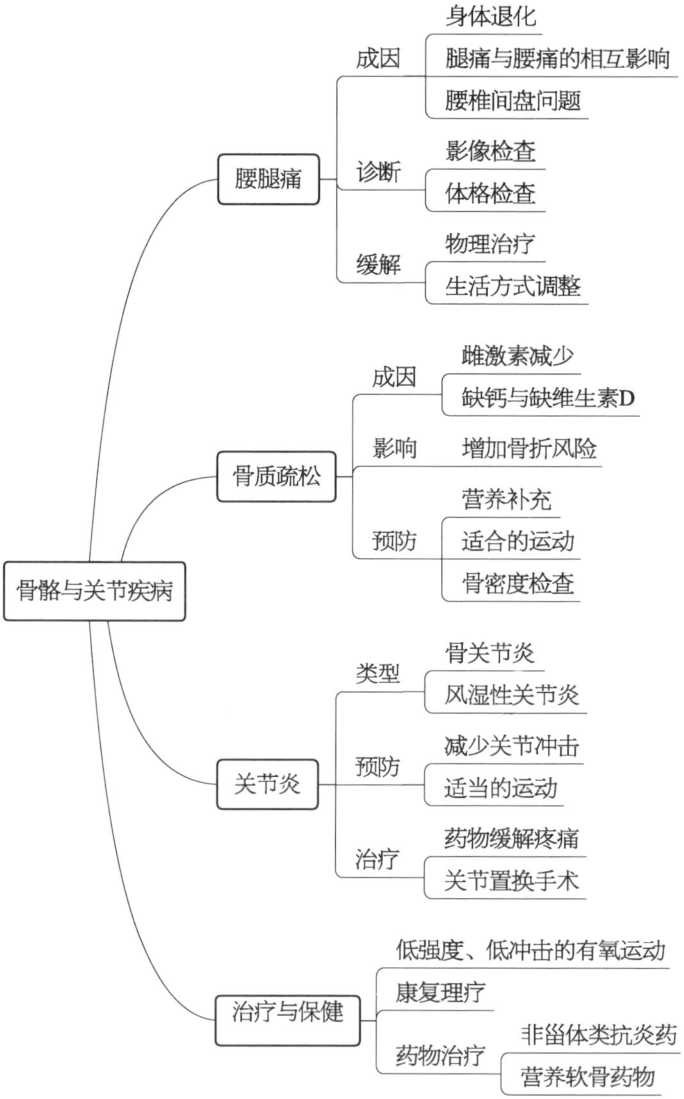
骨骼与关节疾病
腰腿痛
成因
身体退化
腿痛与腰痛的相互影响
腰椎间盘问题
诊断
影像检查
体格检查
缓解
物理治疗
生活方式调整
骨质疏松
成因
雌激素减少
缺钙与缺维生素D
影响
增加骨折风险
预防
营养补充
适合的运动
骨密度检查
关节炎
类型
骨关节炎
风湿性关节炎
预防
减少关节冲击
适当的运动
治疗
药物缓解疼痛
关节置换手术
治疗与保健
低强度、低冲击的有氧运动
康复理疗
药物治疗
非甾体类抗炎药
营养软骨药物

骨关节疾病思维导图

促进血液循环，减轻疼痛。定期进行理疗，不仅能帮助老年人恢复关节的活动度，还能预防因久坐或缺乏活动引起的关节僵硬。

此外，药物的合理使用是不可忽视的一环，可以帮助缓解关节疼痛和保护软骨。消炎药如非甾体抗炎药能有效缓解关节疼痛和炎症，但需在医生指导下使用，以避免或减轻副作用。同时，一些关节保健药物，如葡萄糖胺和软骨素，可以帮助维护软骨健康，减缓退化过程。

上海市第六人民医院　张长青　庞依丹

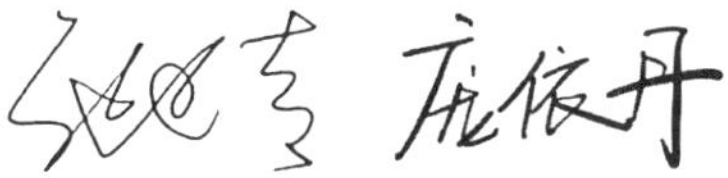

五、让呼吸更顺畅

让我们一起努力，做到没病防病，有病早治，保持呼吸通畅，积极走出家门，参与各项社会活动，过好最精彩的老年生活。

影响老年人呼吸的慢性气道疾病，主要包括慢性阻塞性肺疾病和哮喘。这两类疾病早期无明显咳嗽、咳痰、喘息的症状，不易引起人们重视，导致延误诊断；后期出现咳嗽、胸闷、活动后气促，引起呼吸不畅，影响出行。它们可早期预防，后期治疗改善症状，但不能祛除病根。

1. 慢性阻塞性肺疾病

慢性阻塞性肺疾病（慢阻肺）是最常见的慢性气道炎症性疾病，因气道和肺组织慢性炎症反复损伤与修复，使小气道发生病变（支气管炎）和肺实质遭破坏（肺气肿）。

该病的进展会导致持续的气流受限（呼吸不顺畅），患者出门运动和购物受影响，还会长期受咳嗽、气喘、胸闷等困扰，致使生活质量下降。

（1）易被漏诊的慢阻肺

慢阻肺的发生、发展是一个缓慢的过程。由于肺具有强大的代偿功能，该病早期症状不明显，有些咳嗽，常被误认为是吸烟、感冒、呼吸道过敏或年龄大等因素引起的“正常现象”，再加上对慢阻肺认知和重视程度较低，导致就诊率低或漏诊率高。

此病好发于秋、冬寒冷季节，表现为咳嗽、咳痰、胸闷、气促等。慢性咳嗽为慢阻肺首发症状，晨起咳嗽明显，痰基本为白色泡沫或黏液性，合并感染时转为脓痰。呼吸困难是其典型症状，早期仅于剧烈活动时出现，后逐渐加重。疾病后期常伴有食欲减退、抑郁和/或焦虑、心血管疾病以及出现低氧血症、高碳酸血症引起的慢性呼吸衰竭。

(2) 哪些是慢阻肺病因和高危因素

慢阻肺的发病原因是个体因素与环境因素交互作用的结果。此病的高危因素包括：个体因素：如遗传因素、低体重指数、年龄增长等；环境因素：如吸烟、接触燃料烟雾等刺激支气管痉挛。约80%的慢阻肺由吸烟（包括二手烟）或空气污染引起。

当空气中的烟尘、其他粉尘或二氧化硫明显增加时，会刺激支气管黏膜黏液分泌增加，出现咳嗽症状；而长期接触职业性粉尘和化学气体等则会损害呼吸道黏膜，导致气道炎症和纤维化；病毒和/或细菌感染可导致气道纤毛功能失调，降低局部抵抗力，使得炎症加重。环境因素可以做到自我防控，如：通过控烟、戴口罩、增强免疫力（运动、营养支持、打疫苗等）等措施减少慢阻肺疾病的发生或急性加重。

(3) 慢阻肺能被早期诊断吗

目前在我国，约90%的慢阻肺尚未被诊断出来，主要是诊断能力严重不足。为了早期诊断，我们首先需清楚慢阻肺有以下自身的高危因素：长期吸烟；年龄大于40岁；经常有反复呼吸道感染或有慢性咳痰、喘、胸闷和活动后气急等现象；已有慢性支气管炎、肺气肿和哮喘病史者；

有慢阻肺家族史等。

其次可以在家里采用简易便捷的方法自测肺功能。方法如下：从一楼楼梯开始步行走到三楼（步行途中不能停顿休息）没有明显气喘，说明肺功能良好；如能一口气吹灭距离口有15厘米远的点燃火柴，说明肺功能良好；如已确诊慢阻肺，患者在家可用指脉氧仪监测肺功能的变化，如果血氧持续高于95％，就说明肺功能处于稳定期。当在家简易自测肺功能达不到上述要求时，建议到医院做肺功能检查，肺功能检查是诊断慢阻肺的金标准。

（4）慢阻肺吸入治疗的重要性

吸入治疗是治疗慢阻肺的经典方案，需要长期坚持，其优势为吸入药物剂量小、疗效确切、副作用小，是预防慢阻肺急性发作最有效措施之一。不规范吸入治疗是疾病得不到控制的主要因素，故特别提醒：① 初次使用气雾剂或粉雾剂吸入治疗必须在医护人员指导下，掌握吸入操作步骤和正确上药方法，且建议患者仔细阅读吸入药物的说明书。② 吸入有激素成分的药物时，要用凉开水或矿泉水深入咽部多次漱口。③ 不是症状加重时用药，缓解后就不用药了，而是需按要求逐渐减量。④ 停止吸入治疗一定要经过医生评估，通过肺功能检查等综合决定。

健康密码　慢阻肺治疗的新方法

慢阻肺是一种肺组织进行性损伤的疾病，目前常用的治疗方法不能修复损伤的肺组织。近年国内科学家开展了多中心慢阻肺喷雾冷冻消融研究，是冷冻技术在呼吸介入领域的创新应用，具有微创、效果好、并发症少、恢复快等特点。我国有首例慢阻肺患者近期顺利完成了干细胞治疗，实现了干细胞治疗从科研向临床转化的关键突破。这些研究为慢阻肺的治疗提供了一种全新策略，为慢阻肺患者带来了组织再生修复治疗的新思路。

上海市宝山区仁和医院　程克文

2. 支气管哮喘

哮喘的发病机理比较复杂，从本质上来说，是我们支气管中的所有细胞，特别是嗜酸粒细胞等参与的气道慢性炎症反应。当哮喘患者首次接触到周围环境中常见的一些过敏原，如尘螨、花粉、真菌、动物毛屑、鱼虾等食物以及部分药物等以后，这些过敏原会刺激机体使得免疫反应过于强烈，导致炎症细胞在气道中聚集和浸润，破坏气道上皮，平滑肌受刺激痉挛，导致哮喘发作。支气管炎症迁延不愈，持续刺激，会引起支气管壁的结构发生变化，我们称之为“气道重塑”。

（1）哮喘的临床表现

典型的哮喘表现为反复发作的喘息、气短，患者常常自己描述为“仿佛被人紧紧掐住了喉咙，无法顺畅地呼吸”，有些哮喘患者则以咳嗽或胸闷为表现，我们称之为“咳嗽变异性哮喘”或者“胸闷变异性哮喘”，经常容易被误诊。这些症状好发于在夜间或凌晨，可能与这个时间段迷走神经张力增高、体内激素水平变化等有关。

但很多时候，这些症状是可逆的，休息一下或者使用吸入药物治疗后能够很快缓解。哮喘患者发作的时候可能气若游丝，但恢复以后宛如常人，这与呼吸系统另一种常见的慢性疾病——慢阻肺明显不同。

（2）肺功能检查不可或缺

要诊断哮喘，肯定应该有相应的体征。哮喘发作的时候，医生用听诊器听诊肺部，会听到双肺散在或弥漫性哮鸣音，一种类似拉风箱的“吼吼”声。发生上述情况，在诊断哮喘前，需要拍胸部X线片子排除气胸、胸水、肺炎等其他原因造成的呼吸困难。同时必须做一项重要的检查——肺功能。

肺功能检查是诊断哮喘最重要的一项客观检查，因为哮喘的病理特征是可变的气流受限，这个特征只有通过肺功能检查才能明确。不仅在哮喘的诊断中，在治疗以及调整治疗方案的过程中，肺功能检查也是不可或缺的。定期检查肺功能有助于掌握病情的变化，并及时做出应对措施。

（3）哮喘能根治吗

目前哮喘还不能根治，但绝大部分患者可以通过合适的治疗达到完全控制，像正常人一样工作和生活。

控制哮喘，我们首先要做的就是脱离过敏原，如果能够明确引起哮喘发作的过敏原或其他非特异刺激因素，那么采取环境控制措施，尽可能避免接触，是防治哮喘最有效的方法。其次是药物治疗，治疗哮喘的药物可以分为控制药物和缓解药物，以及重度哮喘的附加治疗药物等。

1）控制药物：是指需要每天使用并长时间维持的药物，这些药物的作用主要是通过控制支气管慢性炎症使哮喘维持临床控制，其中包括吸入性及全身性糖皮质激素（也即通常所说的激素）、白三烯调节剂（如孟鲁司特）、长效 β_2 受体激动剂、缓释茶碱等。

2）缓解药物：又称急救药物，这些药物在有症状时按需使用，通过迅速解除支气管痉挛从而缓解哮喘症状，包括速效吸入和短效口服 β_2 受体激动剂。

3）抗炎缓解药物：多为复方吸入制剂，同时包括低剂量吸入激素和速效支气管舒张剂的缓解药物，这也是目前最提倡的治疗方法。

4）重度哮喘的附加治疗药物：这个是我们能达到“临床治愈”的重要方法，主要为生物靶向药物。

我国哮喘总体控制率仅为28.5%，远未达到预期。误把哮喘发作当“感冒、支气管炎”，自行停药，拒绝激素治疗及不愿意复查肺功能等，都是重要误区。其实，吸入激素是目前公认的有效且安全的哮喘治疗方法。药物吸入支气管直接作用于气道，起效快，吸收入血液循环的药物剂量极小，长期吸入激素治疗一般不会造成全身性副作用。

（4）哮喘的预防

哮喘的预防可以从多个方面入手，主要包括避免过敏原、预防呼吸道感染、规范用药与预防性治疗、改善生活环境和增强免疫力。以下是具体的预防措施：

1）避免接触过敏原：识别并尽量避免接触过敏原，如花粉、尘螨、动物皮毛等。在花粉季节或空气质量不佳时，外出可佩戴口罩。家中毛绒制品、沙发以及枕头尘螨积聚也是诱因之一，应定期清洗或扔掉易滋生尘螨的物品。对猫毛、狗毛过敏者不养宠物。

2）预防呼吸道感染：哮喘患者应密切关注天气预报和当地呼吸道疾病流行情况。注意保暖，在病毒性呼吸道感染疾病流行时，应尽量少去公共场所，如需外出，务必佩戴口罩。及时接种流感疫苗和肺炎链球菌疫苗，以减少呼吸道感染的风险。

3）规范用药与预防性治疗：在哮喘发病季节之前，必要时可使用糖皮质激素吸入来预防。避免擅自停药或调整用药剂量，以免引发哮喘发作。哮喘患者应清楚自己所使用的药物，并学会正确使用吸入装置，确保药物能够准确送达呼吸道。

4）适当运动：适当运动能够增强体质，提高自身免疫力，对于哮喘的预防有一定的帮助。建议患者在日常生活中可以适当进行一些有氧运动，比如慢跑、游泳、骑自行车等。

5）避免吸入有害气体：哮喘患者在日常生活中要避免

吸入有害气体，比如烟雾、粉尘、汽车尾气等，以免刺激呼吸道黏膜，引起哮喘发作。除此之外，在日常生活中要注意休息，保持充足的睡眠，避免过度劳累，如果出现不适症状，建议及时就医治疗，以免延误病情。

健康密码　生活中的抗喘窍门

■ 避开烟雾/粉尘诱因，远离二手烟、雾霾，避开过敏原：定期清洁床品（防尘螨）、花粉季戴口罩，冬季外出用围巾遮口鼻。

■ 哮喘患者最好制作个人“哮喘日记”，记录发作时间、诱因和用药情况，复诊时带给医生参考。

■ 随身携带急救药（如沙丁胺醇吸入器），遵医嘱规律使用控制类药物（如吸入激素），如出现持续喘息、说话困难、嘴唇发紫等症状可以马上吸入急救药物，同时立即就医。

上海市第一人民医院　张旻 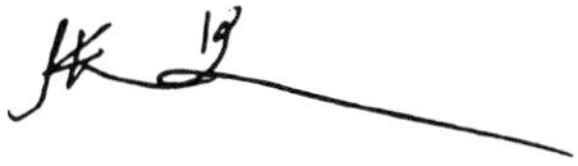

六、警惕消化系统“红灯”

消化系统肩负着食物摄取、分解转化、营养吸收及废物排出的使命，与人体营养状况、生活质量和整体健康水平息息相关。

随着年龄的增长，消化系统这套“营养加工厂”会逐渐出现功能衰退——胃肠蠕动减缓、消化酶分泌减少、肠道菌群失衡等问题悄然出现，增加了老年人消化道疾病的发生风险。

1. 老年人常见消化系统问题

对于老年人来说，消化系统的变化可能暗藏健康隐患，早期识别常见症状至关重要。

（1）老年人消化系统常见病症状

1）食欲减退：若老年人突然出现食欲减退，原因大多是肠道的消化吸收功能发生障碍，例如：消化道发生胃肠黏膜糜烂、胃肠道溃疡、胃肠黏膜萎缩等病变，或者是发生胃肠运动功能紊乱、消化酶分泌不足等。除此之外，食欲减退的原因还有很多，比如药物、精神心理因素，或合并其他脏器疾病所致。

2）恶心呕吐：当胃肠道功能运动紊乱、消化酶分泌异常或发生胃肠道梗阻时，常导致老年人感到有恶心呕吐等症状。

3）腹泻与腹痛：偶尔腹泻或因饮食不当导致肠道菌群紊乱、夜里腹部受凉、水土不服等，但持续腹泻可能是感染、肠道疾病甚至肿瘤的预警信号。突发剧烈腹痛需警惕急症，如肠梗阻或胆囊炎。

4）大便异常：肠道动力不足易引发便秘，粪便干硬如“羊粪球”，排便费力耗时。黑便或血便可能提示消化道出血，出血部位不同，临床表现也不同。通常我们所说的上消化道出血，即食管、胃、十二指肠部位的出血，常表现为呕血和解黑色大便；而下消化道出血，即小肠、结肠、直肠及肛门部位的出血，常表现为解鲜血便或暗红色大便。长期排便习惯改变（如次数减少、形状不规则）需排查结肠癌风险。

在了解和识别消化系统疾病的常见早期症状的同时，老年人需要学会观察和记录症状，比如记录每日的饮食、排便情况以及身体不适的表现，这些记录能帮助医生对疾病做出更准确的判断。

老年人应定期进行消化系统的体检，包括胃镜、肠镜等检查，做到消化系统疾病早发现、早诊断、早治疗。

（2）常见的消化系统疾病

认识了老年人常见消化系统症状后，还需要了解常见的消化系统疾病，包括消化不良、便秘、胃炎和溃疡等。

1）功能性消化不良：这是老年人常见的消化系统问题之一。多表现为食欲降低、食则饱胀、大便稀溏等，与老年人身体功能衰退有关。

2）老年便秘：因老年人胃肠功能减退的缘故，老年人很容易发生便秘。便秘不但会影响消化吸收功能，还可以诱发心肌梗死、中风等严重病变，所以要高度重视。

3）萎缩性胃炎：萎缩性胃炎是慢性胃炎的一种类型，是胃黏膜的“老龄化”。它常伴有肠腺上皮的化生或异型增生，且严重的萎缩性胃炎被认为是一种胃癌前期病变。老年朋友应重视萎缩性胃炎，做到定期复查。

4）消化性溃疡：主要包括胃溃疡和十二指肠溃疡。胃溃疡可发生在任何年龄段，多见于中老年人，发病率在50岁时开始上升。消化性溃疡病程可长达数年甚至十余年，呈周期性发作和节律性疼痛，秋末、冬季以及变天、变节气时容易发作。

5）胆囊结石、胆囊炎：老年人发生急性胆囊炎，往往病情进展会比较快，检查时多无典型的墨菲征。由于疼痛症状轻，容易被误诊为“胃病”和“感冒”，且常常同时存在多种并发症，使得治疗难度加大。一旦胆囊炎恶化穿孔，会有致命的危险。所以对于长期卧床的老年人，一定要重视预防胆囊炎的发生。

6）消化道出血：合并有慢性胃肠道溃疡的老年人容易发生消化道出血，主要表现为呕血、解黑便或便血等。老年人耐受性差，心肺功能差，而且对止血药物的反应不敏感，若耽误治疗时间，容易因慢性或急性出血导致贫血、休克等的发生。一旦发现，应立即就医。

7）结肠癌：结肠癌在老年人中发病率较高，且早期通常没有明显症状。所以老年人应注意消化道的一些预警症状，比如：不明原因的消瘦、吞咽困难、频繁呕吐、腹部胀痛、贫血、黑便、血便等。

2. 便秘需要特别重视吗

随着年龄增长，老年人的肠胃动力也逐渐放缓，便秘问题便成了常见的“隐形困扰”。据不完全统计，全世界大约有 14%的人存在慢性便秘困扰，而在我国，每 3 位老人中约有 1 位面临排便难题——卧床长辈的比例更高达 80%，其中多为功能性便秘，让晚年生活平添烦恼。

（1）便秘的特点和类型

如果排便次数较自己平时排便规律减少，间隔 2～3 天甚至更久，粪便干燥坚硬如“羊粪球”，排便困难费力，这些症状同时存在 2 种以上时，可诊断为症状性便秘，如果超过 6 个月即为慢性便秘。

便秘大多有以下特点：大便干硬，有时像羊粪球一样，并且排出困难；没有便意，排便依赖泻药；有排便的感觉，但是大便堆积在肛门口下不来；每次排便时间长于 10 分钟；每周排便次数少于 3 次，而且不规律；每次排便后肛门处不舒服。

医学上还有一种布里斯托大便分类法，将大便分为 7 类，从大便形态推测肠道健康。其中第一类和第二类表示有便秘；第三类和第四类是理想的便形；尤其第四类，是最容易排便的形状；第五类至第七类则代表可能有腹泻。

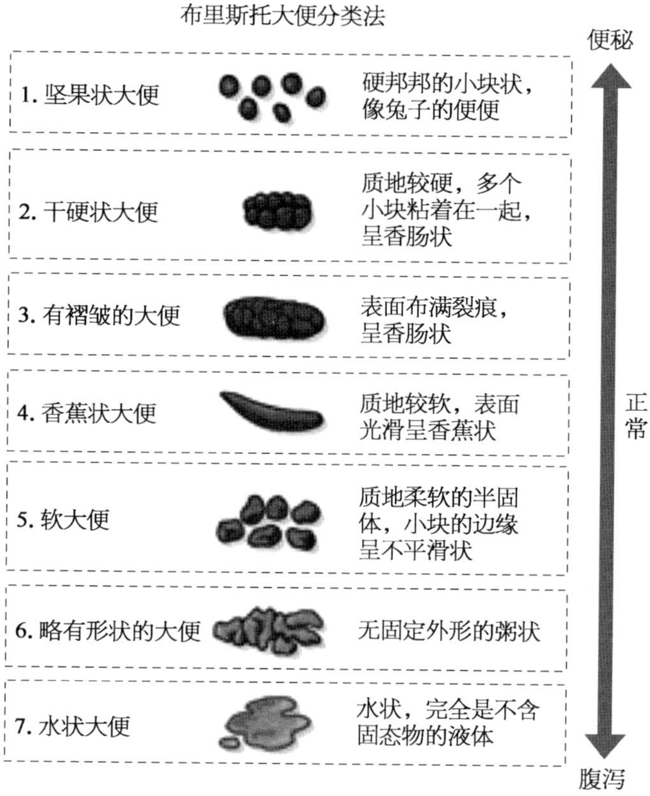

布里斯托大便分类法

(2) 小问题会引发连锁危机

便秘看似是个小问题，但有可能引发连锁健康危机——不仅让营养吸收受到影响，更是心脑血管的“隐形刺客”！相关研究曾得出结论：60 岁以上的住院老人中，便秘会显著提高血压和心脏风险。这是因为便秘时用力排便、屏气，瞬间推高腹压与血压，心肌耗氧量增加，从而诱发脑卒中（中风）、心绞痛、心肌梗死等危及生命的疾病。长期便秘还会诱发或加重痔疮、直肠脱垂，诱发缺血性结肠炎，甚至为肠癌埋下隐患。若大便在肠道堆积过久形成粪石，还可能会引发肠梗阻、肠壁溃疡、肠穿孔。更重要的是，便秘还会给老年朋友带来精神心理压力，让晚年生活褪去鲜亮色彩。

便秘虽然是老年人常见的消化系统问题，但它并不难以预防和治疗。老年朋友们可以着重从以下几个方面来预防或者缓解便秘：

1）合理膳食：老年人多食高纤维食物，如水果、蔬菜、粗粮，少食辛辣等刺激性食物，能在一定程度上缓解便秘；同时，老年人应在身体条件允许的情况下摄入足量的水。身体缺水时，大便中的水分会被大肠更多地吸收走，从而导致大便干燥，甚至便秘。一些润肠通便的食物也可添加进每日膳食中，比如猕猴桃、火龙果、西梅、牛油果等。

2）适度运动：结合自身情况，老年朋友们可以保持适当的活动量，大便就会自然地保持通畅，如散步、慢跑、游泳、做操、打太极拳等。注意，长期保持适量促排便运动的人突然停止锻炼，或者在太饿、太饱等身体不适状况下按摩肚子，可能会适得其反。

3）养成良好的排便习惯：我们要知道，不良排便习惯可以造成直肠反射敏感性下降，使粪便虽进入大肠但无法引起神经冲动，从而引起便秘，因此养成良好的排便习惯是至关重要的。比如每日要定时上厕所，并且上厕所的时间最好控制在 10 分钟以内，以形成稳定的生理排便时钟，防止粪便累积。排便困难时可尝试练习催生便意，久而久之形成习惯。

4）合理使用通便药物：便秘经过 4～8 周的基础治疗无效，可以考虑选用相应药物治疗。可使用的常见药物种类有泻药、促动力药、促分泌药、灌肠药和栓剂、微生态制剂及中药。应避免滥用刺激性泻剂或灌肠，选择安全性更高的通便药，如渗透性泻剂（聚乙二醇等）、容积性泻剂（麦麸等），及可短期间断使用的润滑性泻剂（甘油等）；对于长期卧床的便秘患者可以考虑加用促动力药物，如莫沙必利；促分泌药物可以改善慢性便秘患者的腹痛、便秘等症状，如利那洛肽；灌肠适用于有严重动力问题的老年便秘患者，常用的栓剂为甘油制剂，如开塞露。疾病诊断清楚的便秘患者，应严格遵医嘱用药。

3. 肠道菌群：微生物的健康魔法

相信大家都听说过益生菌，也许还吃过益生菌，甚至也听说过肠道菌群。肠道菌群到底是什么？这支由 5 000 多种微生物组成的“超级军团”数量超级多，比全身细胞加起来还多，藏在消化道内默默守护人体的消化健康。

肠道菌群不仅是食物消化吸收的重要帮手，更是肠道免疫调节、保护肠道屏障等方面的主力军。可以说，肠道菌群的平衡，就是晚年消化道健康的“晴雨表”。

（1）帮助消化吸收

我们每天吃的蔬菜和水果中存在大量难以单独消化吸收的膳食纤维，而肠道菌群通过发酵作用，能够有效地将这些物质转化为短链脂肪酸、色氨酸和胆汁酸代谢物，从而为人体所吸收利用。除此之外，人类缺乏合成大多数维生素的能力，因此必须通过食物摄入或依赖肠道细菌合成来获取。肠道菌群中的乳酸杆菌属和双歧杆菌属能够合成多种 B 族维生素、维生素 K_3，供人体使用。

（2）调节免疫系统

目前研究表明，益生菌能通过多种方式影响肠道的免疫系统，抑制过强的免疫病理损伤，让肠道（和肠壁下层）和全身的免疫应答适度而有效，从而抑制过强炎症，具有潜在抗机体器官衰老的作用。

（3）保护肠道屏障

消化道表面覆盖的黏液层由消化道上皮细胞分泌，主要由水和一类称为黏蛋白的蛋白质组成，它隔绝了细菌、消化物与上皮细胞的直接接触，从而起到保护消化道上皮的作用。黏液屏障的完整性是胃肠道的第一道保护线之一。目前研究表明，益生菌有助于维持肠道壁的完整性，是形成适当黏液层的基础，这对于肠道和肠道以外全身系统的健康都至关重要。

（4）影响情绪和认知

这几年来，肠-脑轴——肠道通过微生物群与大脑交流的双向通信系统——也受到了广泛研究。目前发现，菌群能够影响肠道细胞的代谢功能，从而导致如血清素之类的代谢产物发生分泌水平的变化。这一类代谢产物通过向神经细胞传递信息，从而影响我们的情绪和心情。

4. 维护好我们的肠道菌群

肠道菌群的健康与否与多种消化系统疾病之间存在关联，如肠易激综合征、慢性胃炎、肝脏疾病、2 型糖尿病等，因此老年人学会维护肠道菌群健康也是预防消化系统疾病的一种手段。

（1）多样化的均衡饮食

多样化的饮食可以为菌群提供丰富的营养来源，有助于维持菌群平衡，我们应避免每天摄入食物的单一性，丰富膳食，适量摄入各类谷物、蔬菜、水果、肉类、蛋奶类等。

（2）肠道微生态治疗

肠内益生菌群数量会随年龄增长而逐年降低，所以老年群体中普遍存在有益菌群不足，致病菌繁殖增加现象，导致肠道健康问题。合理地补充微生物制剂是一种健康而有效的手段。

微生态制剂可分为益生菌（如双歧杆菌属和乳酸杆菌属等）、益生元（如菊粉）和合生元（同时含有益生菌和益生元的制剂）三类，粪菌移植治疗也属于广义的肠道微生态治疗。微生物制剂种类繁多，对人体作用不一，而且服用有一定的原则规范。老年朋友们服用时，应了解相关方面的知识，要在医师或营养师的指导下进行。

(3) 避免抗生素过度使用

抗生素应用是引起菌群经常性失衡的原因之一。长期应用抗生素，使得有益菌群受到抑制，致病菌会大量繁殖。如果因经常发生腹泻而使用抗生素，会使菌群构成的屏障功能遭到破坏，而与服用抗生素有关的腹泻，通常是由产毒菌种（如艰难梭菌或败血梭菌等）的入侵造成的。当出现由于抗生素引起的二重感染时，要停用原有的抗生素。

(4) 学会减轻压力

长期的焦虑或抑郁状态会影响肠道菌群平衡，导致消化系统疾病。老年人应该学会合理应对压力，比如可以进行深呼吸、瑜伽、冥想等放松练习，做到心理平衡、心情舒畅。

复旦大学附属华东医院　陈洁　陈洁

复旦大学上海医学院　赵超　赵超

七、守护银发脑健康

很多方法能帮助我们保护大脑，积极的生活方式和科学的管理也可以延缓大脑退变甚至病变的发生。

随着人口老龄化进程加速，我国已步入“银发社会”。在众多老年人群的健康威胁中，阿尔茨海默病与帕金森病作为神经退行性疾病的两大代表，已成为威胁老年人脑健康的“隐形杀手”。本章将带您深入解析这两种疾病的“真面目”，探寻守护大脑健康的科学之道。

1. 狡猾的记忆“神偷”：阿尔茨海默病

阿尔茨海默病，以进行性认知衰退为核心表现，如同无形的橡皮擦，悄然抹去患者的记忆、语言与逻辑能力。全球每3秒就有一人确诊此病，我国患者已超1 000万。从遗忘钥匙到迷失归途，从个性突变到无法自理，阿尔茨海默病不仅是医学难题，更是一段关乎尊严与亲情的漫长旅程。

（1）老年人为何总记不住事情

相信不少人都有过这样的经历：忘记日常物品放在何处；认不出曾经到过的地方；到了商店却忘记要买什么东西；遗忘工作安排或约会，需要提醒才能想起；提笔忘字，话在嘴边说不出……

这里会涉及一个医学概念：认知功能。认知功能是大脑反映客观事物的特征、状态及其联系的判断能力，是一种高级心理功能；它包括学习记忆、注意/执行、判断、语言、空间感知等；完好的认知功能是我们工作、学习、生活的基本要素。科学研究显示，人类大脑的认知功能在生长发育中不断完善成熟，30～40 岁达到高峰；此后，在衰老、疾病、环境等多重因素的作用下，会出现不同程度的衰退。

由于认知衰退是一个隐匿起病、缓慢进展的过程，日常很难将疾病状态与正常衰老区分开来，人们常常将类似症状归因于年纪大了。事实上，偷走记忆的并不是岁月，而是一类疾病——“神经退行性疾病”，其中最常见的就是阿尔茨海默病。

阿尔茨海默病主要影响老年人，以认知功能逐渐减退、个性行为变化为特征，最终影响患者的日常生活能力。1906 年，德国医生阿洛伊斯·阿尔茨海默在一次国际学术大会上首次描述了这种疾病，后人为了纪念这位医生，就以他的名字命名了这种疾病。

(2) 记性越来越差，可能患上了阿尔茨海默病

在早期，最突出的症状是记忆力减退，特别是对新近发生的事情容易遗忘。大脑存储近期记忆和远期记忆的脑区不同，该病的早期只影响内侧颞叶和海马区，因此老人能察觉到的症状就是近事遗忘。比如，忘记昨晚吃过什么食物，忘记上周去过哪些地方；但存储远期记忆的脑叶这时还相对健康，老人对于很早以前的事件记忆还保留得较好，能回忆出年轻时工作的情况，子女小时候的趣事儿，甚至自己童年的经历。所以，很多人对这些健忘的症状常常不重视。

随着疾病的缓慢进展，除了记忆之外的其他功能也开始出现衰退。比如：掌管语言功能的脑区受累时，老人就会出现语言表达和理解障碍，讲话时找词困难，话到嘴边却说不出来；命名障碍，对着苹果叫橘子。慢慢地，主动言语变得越来越少，与人交往的意愿和能力也下降了。判断力下降也是早期症状之一，患者做决定变得困难，容易上当受骗。

到疾病的中期，认知功能进一步减退，患者可能会忘记家庭成员的名字。日常生活能力明显下降，原本擅长的家务活动不能胜任了，处理钱财等事务时常常出错，甚至在个人卫生的料理、选择合适的着装衣物时也一筹莫展，需要他人的提醒和帮助。有些老人还会出现对时间、地点的定向障碍，外出时找不到方向，甚至迷路，尤其是在不熟悉的地方。这些认知和生活能力的变化常常让老人手足无措，不少人出现了焦虑、抑郁情绪，食不知味，夜不能寐，个性和行为的变化也不少见，例如：找不到贵重物品而疑心是他人偷窃，出现猜疑、幻觉、妄想，引发一系列家庭矛盾。

在疾病的晚期，患者的语言能力严重退化，可能只能说出简单的词或短语。行动能力也受到影响，动作变慢，走路不稳，甚至跌倒。此时，老人已经需要专人的照料，吃饭、穿衣、如厕等基本的生活都需要小心看护。

2. 早期筛查，及时就诊，抓住狡猾的“记忆神偷”

早期诊断对于阿尔茨海默病的管理至关重要，如果察觉到认知衰退不要讳疾忌医。可使用自评量表（如：AD8，一种由八个问题组成的简短问卷，可用于阿尔茨海默病的早期识别）进行快速筛查；及时到各大医院开设的记忆门诊就诊。医生会通过临床表现，结合专业检查综合评估。这样就可以及时诊断、及早干预。

轻度认知障碍是一种认知功能下降的早期状态，是阿尔茨海默病的前驱症状。患者可能会出现记忆力减退、注意力下降和语言表达困难等症状，但此时日常生活能力基本不受影响。除了常规检查项目外，科学家们还开发了生物标志物检查，常见指标包括淀粉样蛋白和 tau 蛋白，通过检测体内这些蛋白的水平，就可以辅助诊断甚至预测未来 5～10 年的发展趋势。

3. 阿尔茨海默病可控可治

(1) 有效延缓病情发展

阿尔茨海默病是一种慢性疾病，时间跨度长达十余年，要像对待高血压、糖尿病这些老年常见病一样，长期、规范地服药治疗。尽管目前还不能完全根治该病，但有效治疗可以显著缓解症状并延缓病情发展。

药物治疗主要包括胆碱酯酶抑制剂（如：多奈哌齐、卡巴拉汀等），这些药物可以改善记忆力等认知功能。此外，谷氨酸 NMDA 受体拮抗剂（如：美金刚）也有助于减轻症状，尤其是阿尔茨海默病伴随的精神行为症状。针对淀粉样蛋白的靶向治疗药物（如：仑卡奈单抗、多奈单抗）能减少脑内淀粉样蛋白的积累，从而减缓阿尔茨海默病的进展。

非药物治疗也非常重要。心理辅导可减轻患者的焦虑和抑郁，认知行为疗法有助于患者保持日常生活能力。日常护理也同样重要，要为患者创造一个安全和舒适的生活环境，提供定期的社交活动，帮助患者维持情感联系。

（2）十二字秘诀常葆大脑活力

日常中怎样做才能保护大脑，预防衰退?

记住十二个字，能将患病风险降低40%。

- 吃得好（多吃蔬果、坚果、全谷物、鱼类等）；
- 睡得香（保持规律并充足的睡眠）；
- 心情好（心情愉悦，积极社交）；
- 勤动脑（接受良好教育，积极进行脑力活动）。

此外，控制慢性疾病如高血压和糖尿病，可以降低这些疾病对大脑的影响，从而减少阿尔茨海默病的风险。

4. 是谁冻结了我的身体：帕金森病

帕金森病，一种以运动障碍为核心的慢性神经系统退行性疾病，逐渐剥夺了患者对身体的掌控权。其病理核心是中脑黑质多巴胺能神经元退变与路易小体沉积，导致运动迟缓、静止性震颤、肌肉强直和平衡障碍。我国65岁以上人群患病率约1.7%，患者总数超300万。尽管尚无根治手段，但多巴胺替代疗法、脑深部电刺激及早期康复训练，可很大程度改善生活质量。

（1）感觉像个“木头人”

帕金森病患者的震颤通常在静止不动的时候出现，医学上称为“静止性震颤”，典型的是手指的“搓丸样”震颤。当然，不是所有帕金森病患者都会“抖”。

实际上，肢体僵硬、动作迟缓才是医生更为看重的诊断依据。患者在活动时动作变慢，走路迟缓，好像在放慢动作，感觉身体很沉重；肌肉变得僵硬，像是一个“木头人”，关节活动范围受限，有时会感到肌肉酸痛；还有姿势不稳，平衡能力下降，步态不稳，很容易摔倒。

除此之外，不少老人还伴有其他症状，比如总是闷闷不乐（抑郁）、紧张不安（焦虑）、大便不通畅（便秘）、鼻

以下9个小问题可初步判断是否患有帕金森病：

1）最近有肢体、嘴唇或者下颌的抖动；

2）最近觉得肢体僵硬；

3）走路时会有拖步的现象；

4）走路时不能自然地摆臂；

5）做一些精细动作有障碍；

6）嗅觉减退，比如闻不到牙膏、煤气味；

7）容易做噩梦，睡梦中大喊大叫甚至拳打脚踢；

8）姿势障碍，起立有困难；

9）小字症，字越写越小。

如果出现上述症状，建议到医院做进一步检查。

子不灵光（嗅觉减退），还有晚上睡觉老做噩梦、喊叫和手脚乱动（睡眠期行为紊乱），头脑反应变慢（认知障碍）等。

（2）帕金森病的病因：缺少“多巴胺”

帕金森病是怎么发生的呢？谈到发病机制，首先要认识“多巴胺”。它是人体重要的神经递质，就是在神经细胞间传递信息的“信使”。在我们的脑干中有一个区域叫中脑黑质区，其中存在着大量的多巴胺能神经元，细胞内储存着这种重要的神经递质。

多巴胺像信使一样在神经元网络里穿梭，传递信号，传达指令，负责人体自主运动的调控，比如维持姿势、执行动作。在疾病状态下，由于某些特定的原因（遗传因素或外界环境因素），比如接触农药、重金属等，多巴胺能神经元会出现变性坏死，脑内的多巴胺水平日渐减少，无法调控人体的运动，进而导致帕金森病的发生。

（3）询问病史、体格检查缺一不可

就诊时，医生会仔细询问病史，了解患者的症状有哪些，出现时间和发展情况，并且有重点地对患者进行体格检查，比如：肌张力是否增高、有没有动作不灵活、行走时有没有拖步、摆臂动作是否不自然等。

还有一些重要的辅助检查，可以帮助医生诊断。比如：影像学检查，包括脑部磁共振成像（MRI）和正电子发射断层扫描（PET），可以帮助排除其他疾病；此外，在某些疑似帕金森病的患者中，医生会给予患者多巴胺替代疗法（如左旋多巴）进行诊断性治疗，如果症状有所改善，则有助于确认帕金森病的诊断。

（4）药物、手术及康复有方

目前，帕金森病尚不能治愈，但通过综合治疗可以有效缓解症状，提高生活质量。治疗方法主要包括药物治疗、手术治疗和康复治疗。

治疗药物种类较多，其中多巴胺替代疗法（如左旋多巴）是帕金森病治疗的核心方案，可以补充体内的多巴胺，减轻运动症状；多巴胺受体激动剂（如普拉克索、罗匹尼罗等），可以直接刺激多巴胺受体，模拟多巴胺的作用；单胺氧化酶B（MAO－B）抑制剂（如司来吉兰、雷沙吉兰），可以减少多巴胺的降解，延长其作用时间；抗胆碱药（如苯海索），主要用于缓解震颤症状。

手术治疗包括脑深部电刺激（DBS），也就是植入老百姓口中的“脑起搏器”。这是一种微创手术，通过植入电极刺激大脑的特定区域，改善运动症状，适用于药物治疗效果不佳或副作用明显的患者。

康复治疗主要包括物理治疗，通过专业的康复训练，提高患者的运动能力和平衡能力，减轻肌肉僵硬和运动迟缓；作业治疗，帮助患者进行日常生活活动的训练，提高自理能力；语言治疗，针对语言障碍的患者，通过发音训练和语言交流训练，提高沟通能力。

5. 得了帕金森病也要快乐生活

保持身体活动，定期锻炼可以改善身体的柔韧性和肌肉力量，减轻运动症状。太极、瑜伽和步行等有氧运动对帕金森病患者非常有益。饮食中应摄入足够的维生素和矿物质，特别是抗氧化剂，如维生素 E 和维生素 C，有助于保护神经细胞。保持积极的心态，参与社交活动，有助于缓解抑郁和焦虑，改善生活质量。

另外，合理的日常作息对病情管理也非常重要。保持规律的生活习惯，按时起床、用餐和休息，有助于稳定身体状态。改造家庭环境，确保居住环境安全舒适，消除潜在的危险隐患，如地板湿滑、家具有尖角等。保持良好的睡眠习惯，营造安静舒适的睡眠环境，提高睡眠质量。合理安排日常活动，根据自己的体力状况，合理安排每天的活动量，避免过度劳累。

要注意避免服用氟桂利嗪、含利血平的降压药（如复方降压片）等致帕金森综合征的药物；尽可能避免接触农药（杀虫剂、除草剂）等。

最后，要定期复查，积极与医生沟通，根据病情变化及时调整治疗方案。

健康密码　老年认知状况简易筛查法

早期识别是应对阿尔茨海默病等老年认知障碍的关键。可用以下简易筛查方法对老年人的认知状况做一个初步的评估。

· 画钟试验：请老人独立绘制一个标有完整数字的圆形钟表，并指定时间（如 11 点 10 分）。若出现数字缺失、指针错位或图形扭曲，可能提示空间认知障碍。

· 三词记忆法：随机给出三个词语（如“苹果、火车、蓝色”），5 分钟后要求复述。健康人群通常能回忆 2～3 个，若多次遗忘需警惕。

· AD8 量表筛查：通过 8 个日常问题（如是否重复提问、是否常放错物品等），家属观察评分，2 项以上阳性建议就医。

复旦大学附属华山医院 赵倩华 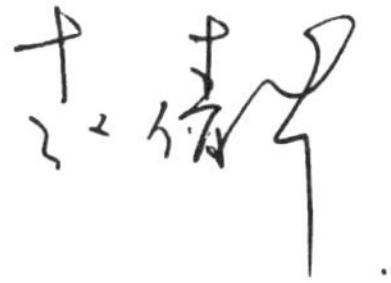

八、心病也要治

身体健康和心理健康是健康的两大重要组成部分，老年人中精神心理疾病的发生率并不低。

老年人和他们的家人们往往更关注身体健康，却忽视了心理问题。本章将带您一起认识老年人常见的两类心理问题——抑郁症与焦虑症，了解它们的表现、诱因与应对方法，帮助您和家人学会早识别、早处理、科学调节，让情绪变好，让生活更轻松、更自在。

1. 抑郁症不是“想不开”

进入老年期，情绪变化是常见现象。有些老年人变得沉默寡言、不愿出门，对曾经喜欢的事情也失去了兴趣，家人常以为是“脾气变坏了”“想不开了”，其实可能是抑郁症。抑郁症是一种以情绪低落（如悲伤、易怒、空虚感）或丧失乐趣、快感为特征的疾病，经常伴有认知、行为或身体方面的症状，会严重影响日常生活功能。抑郁症已经成为老年人群中的一种常见病。但与年轻人患抑郁症会出现更明显的情绪低落不同，老年抑郁症的症状往往不易察觉。下面，我们来了解这种心病在老年人中的一些独特表现。

1）情绪低落但难以表达：老年人患抑郁时，往往不会直说“心情不好”，而是表现为“什么都没劲”“不想说话”。常常一个人发呆、叹气、流泪，或突然变得爱发脾气，看什么都不顺眼，容易与人发生冲突。有些老人甚至会说出“活着也没意思”这样的话。情绪波动大，却又说不清自己怎么了，是典型的情绪低落信号。

2）记忆力差、注意力不集中：很多抑郁老人抱怨“总是记不住事”“做事情很难集中精神”。这些表现与痴呆相似，但抑郁引起的记忆和注意力问题通常在治疗后可明显改善。

3）身体功能下降：睡眠障碍、食欲减退、身体乏力是老年抑郁常见的“身体信号”。老人常说“做点小事就累得不行”“哪儿都不舒服”，容易被误认为是自然衰老，实际可能是情绪问题在作祟。

4）焦虑感突出，坐立难安：不少抑郁患者同时伴有焦虑情绪，表现为莫名其妙的紧张、不安，总担心“是不是出了什么问题”。有时候，焦虑甚至比低落更明显，掩盖了抑郁本身。

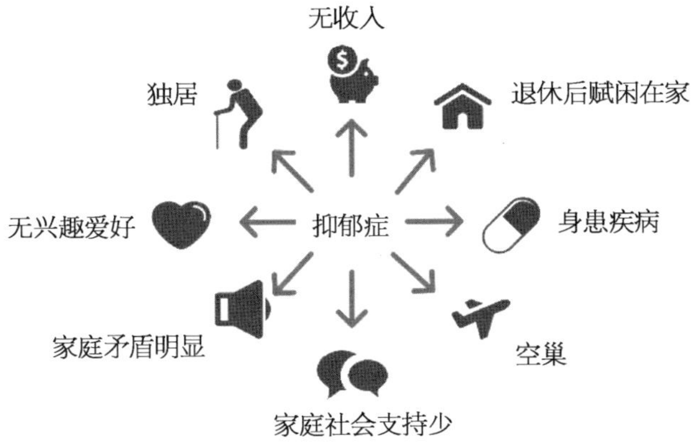

老年抑郁症易患因素

5）身体总不舒服，但查不出毛病：有些老人反复诉说身体不适，如胸闷、头晕、胃口差，但多次检查无明显病因。这类“说不清的病”在情绪受刺激时更明显，是“情绪躲进身体里”的表现。

这些症状多样又隐蔽，常被当作“老了正常”“身体虚”来应付，因而延误识别。理解这些信号，不是为了贴标签，而是为了在问题还不严重时，及时调整、及时求助。

2. 老年抑郁症的预防

老年人往往经历着生活环境和身体状况的变化，情绪容易波动。特别是上图中所述的这些情况，出现抑郁的可能性还会更高。因此，积极应对情绪问题非常重要，可以从以下几个方面着手：

1）积极治疗躯体疾病，合理用药：慢性病不仅影响生活质量，也会影响情绪，而情绪低落又可能加重身体疾病。以冠心病为例，抑郁症会增加冠心病的发病风险约30%，同时还与更高的死亡风险和复发风险有关。因此，积极治疗基础疾病、合理用药，是情绪稳定的重要前提。身体好，心情自然不那么沉重。

2）适当运动改善情绪：运动被称为“天然抗抑郁药”。即使是散步、跳广场舞、做家务等轻运动，也有助于缓解心理压力。对老年人而言，散步、广场舞等都是简单易行的运动方式。每周进行3～5次锻炼，每次30至60分钟，可以帮助调节情绪、改善睡眠，对心理健康有显著益处。

3）多参加集体活动：集体活动能打破孤独感，如下棋、打乒乓球、结伴旅行、跳舞等，不仅能带来身体活力，帮助改善睡眠，还能让老年人感到自己属于一个集体，更有归属感，从中获得情感支持，提升情绪。

4）保持好奇心，培养兴趣爱好：广泛的兴趣和精神寄托是对抗抑郁的“救生圈”。保持好奇心和求知欲，培养新的兴趣爱好，持续学习新知识，可以有效缓解心理压力，使身心更愉快、更年轻。

5）早发现早治疗：老年抑郁症并不可怕，可怕的是久拖不治。越早发现、越早干预，恢复效果越好。一旦发现情绪持续低落、睡眠食欲改变、行为退缩等信号，应尽快寻求专业评估，切勿讳疾忌医。

3. 老年抑郁症的管理

一旦确诊抑郁症，不必恐慌。它并不是“不可逆”的病，而是一种可治疗、可管理的心理健康问题。通过药物治疗、心理干预和日常调节相结合，绝大多数老年患者都能有效缓解症状，逐步恢复生活热情。

1）药物治疗：抗抑郁药物是治疗抑郁症的常用手段之一，可以调节大脑中的神经递质，有助于改善情绪低落、焦虑等核心症状。医生会根据患者的具体情况选择合适的药物，通常效果需要一段时间才能逐渐显现，因此需要坚持按时服药，并定期复诊调整剂量。

2）心理治疗：心理治疗，如认知行为疗法，能够帮助患者重新认识自己和生活中的问题，改善不好的思维习惯，建立更积极的应对方式。通过与专业心理医生的交流，许多老年患者能够逐渐学会用健康的方式面对情绪变化，有效减轻抑郁症状。

3）家庭支持：家庭是老年人最重要的情感支持来源。家人的理解、陪伴和积极沟通可以帮助患者树立信心，增强对抗抑郁的动力。家人可以多陪老年患者做点轻松的事，聊聊日常，鼓励参与社区活动，哪怕只是一起晒晒太阳，都能给他们带来安全感和情绪支撑。

4）健康生活习惯：良好的生活习惯是老年抑郁管理中的重要组成部分。规律作息、健康饮食、适量运动不仅能改善体质，还能提升心理状态。研究表明，充足的睡眠和适度的活动能明显改善情绪，对情绪稳定有促进作用。

5）自我关怀：患者也应学会关爱自己，适当放松。老年人可以尝试通过阅读、写日记、学习新事物等方式充实生活，为自己创造愉悦的生活体验。

健康密码　抑郁不应是晚年的阴霾

老年抑郁症并不可怕，这种心理疾病可预防、可识别、可治疗。通过科学的治疗和家庭支持，老年人完全可以战胜抑郁，重拾健康和幸福。抑郁症不应成为老年生活的阴霾，而是一个可以被识别、理解和管理的常见问题。记住，适时寻求帮助、保持积极的生活态度，未来会充满更多希望。

4. 焦虑不是小题大做

焦虑是一种常见的情绪反应，尤其在面对环境变化、身体退化或对未来的不确定时，老年人更容易感到紧张不安。适度的焦虑其实有益，它能促使我们更加关注健康、调整生活节奏，比如更规律地吃饭、睡觉、锻炼。

但问题在于——有些焦虑过了头，变成了一种“无休止的担忧”或“无缘由的紧张”，这时它不再是保护机制，而是妨碍生活的情绪困扰。尤其在老年阶段，焦虑症的症状常被误认为是“老了正常”或“身体不好”，因此更容易被忽视。

老年焦虑症有三种典型表现。

1）持续的焦虑和担忧：很多老年人会在没有明确原因的情况下，感到持续的紧张和不安，似乎总有事情让他们担心。这种焦虑感常常伴随着身体上的不舒服，例如心跳加快、头痛、头晕、手抖、呼吸急促、出汗等，甚至有时会觉得胸口发闷或恶心。有的老年人可能会因为一点小事而忧心忡忡，比如“天气变了怎么办”“血压会不会又高了”“孙子今天没打电话，是不是出事了”，这些担忧不分轻重、来势汹汹，往往还伴随身体不适，如心慌、出汗、头晕、胸闷、呼吸急促等，常常让人感到精疲力竭。

2）突发的强烈恐慌：有些老年人会突然感到心跳加快、胸闷、呼吸困难，甚至觉得自己好像要出大事了，这种发作往往在几分钟内就会消退，却让人十分害怕。这类“惊恐发作”通常没有明显的诱因——可能是在看电视、做饭，甚至散步时突然发生，让人措手不及。比如，有的老年人会在家中突然感到窒息般的不适，但几分钟后却恢复正常，且无法找到明显的身体原因。这种经历可能会让他们一直担心“万一再发生怎么办”，甚至害怕出门或一个人待在家里。

3）对焦虑发作的过度担忧和回避行为：因为惊恐发作带来的恐惧和不适，不少老年人会主动回避某些活动，害怕外出、害怕独处，甚至不愿接电话或看电视，担心“如果又突然不舒服怎么办”。例如，有些老人可能会害怕出门散步，因为担心自己在外面发病时没人帮忙，或者害怕在没有家人陪伴的情况下待在家里。这种焦虑会逐渐让生活范围变窄，导致社交退缩，进一步加重孤独感和恐惧感。

5. 老年焦虑症的预防

老年焦虑症可以通过一些特别的策略加以预防，从而增强内心的安宁与自信。这些方法既注重内心的调整，也包括一些具体的生活习惯。

1）调整认知，增强安全感：很多老年人的焦虑来自对不确定因素的恐惧，比如对健康、经济的担心。理解和接受生活中的变化是预防焦虑的重要一步。老年人可以通过回顾自己过往的生活经验来增加信心，意识到自己已经克服了很多困难，进而增强应对未来的勇气和安全感。如果遇到焦虑情绪，可以尝试自我安慰，告诉自己“这是暂时的，我可以应对”。这种认知调整对于缓解无缘由的紧张非常有效。

2）避免长时间独处，扩大社会支持：老年人生活的独立性增加，有时会产生孤独感。为了避免长时间的独处，老年人可以定期与家人、朋友联系，增加社交活动。比如，参加社区的志愿者活动、组建兴趣小组等，不仅能缓解孤独，还能获得来自群体的情感支持。这种归属感和互动能显著减少焦虑。

3）给生活设立小目标，保持日常活力：当生活节奏放慢后，很多老年人会感到“无事可做”，从而产生焦虑。可以尝试设立一些小而明确的日常目标，像是完成一幅画、学会一道菜、走一个新的步道等。这些小目标能带来一种“有所成就”的感觉，有助于改善情绪，避免焦虑情绪的产生。

4）尝试学习一些放松技巧：放松技巧是缓解焦虑的有效方式。老年人可以通过简单的深呼吸、冥想、渐进性肌肉放松法等方法调节情绪。例如，每天早晨进行五分钟的深呼吸练习，让自己彻底放松。此外，像瑜伽、冥想这类活动在家中就可以进行，也很适合老年人。

5）少想以后，专注于当下：老年人焦虑的原因之一是对未来过度担忧，特别是健康和财务方面的焦虑。培养“活在当下”的意识，减少对未来的过分思虑，能有效降低焦虑。专注于当下的生活，比如享受一餐美味的饭菜、散步时感受阳光，都能帮助心情平静下来。

6）合理安排生活，不做“过度关心者”：如今，信息传播速度很快，不少老年人会因接收到大量负面信息而感到焦虑，甚至因频繁关注新闻而产生紧张情绪。老年人可以适当减少对让人担忧信息的关注，合理安排自己获取资讯的时间，比如每天固定时间看新闻，而不是随时随地关注。这样能更好地控制情绪，让心情轻松起来。

6. 老年焦虑症的管理

1）药物治疗，缓解过度紧张：在医生的指导下，适当使用抗焦虑药物可以有效缓解焦虑症状。老年人可能担心药物副作用，事实上，合理的药物剂量与规范的管理可以将副作用降到最低。针对一些长时间存在的紧张不安，药物能够迅速带来一定的放松感。医生会根据个人身体情况，制定安全的治疗方案，使老年人能够安心用药。

2）焦虑管理技巧，调整情绪反应：通过一些专业的焦虑管理技巧，老年人可以学会处理和调节自己的焦虑情绪。比如“情绪记录法”可以帮助老年人记录每日的情绪波动，反思引起焦虑的原因，从而理解自己的情绪反应，逐步缓解焦虑。此外，“认知重建法”可以帮助老年人发现并改变一些过度消极的想法。比如在焦虑发作时提醒自己“我能够度过”，或是将注意力转移到其他活动上，能有效帮助自己缓解情绪。

3）心理支持，家庭与社交的力量：焦虑症的缓解往往需要家庭的支持。家人应多一些耐心和倾听，给老年人提供关怀，缓解他们的孤独和不安。同时，鼓励他们与朋友或同龄人交流，参加小范围的社交活动。比如社区聚会、书法或茶艺活动等，既可以让老年人放松心情，也有助于重新找到生活中的乐趣与陪伴。人际互动不仅能分散焦虑，还能让老年人感到被支持、被理解。

4）规律作息与营养，身体和情绪的调节：良好的生活习惯对情绪的稳定至关重要。焦虑症患者往往容易出现失眠、体力不足等问题，因此帮助老年人建立规律的作息时间，比如每天按时起床、睡觉，能有效改善睡眠质量。此外，均衡的营养摄入也能帮助稳定情绪。富含镁、B 族维生素的食物有助于减轻焦虑情绪，适量的坚果、绿色蔬菜、粗粮等都是不错的选择。

5）适度运动，提升情绪与自信：运动能够激发大脑释放让人愉悦的神经递质，有助于缓解焦虑情绪。老年人不必做剧烈运动，适度的散步、舒缓的体操，甚至公园里的轻松散步，都可以促进血液循环、减少焦虑症状。特别是日光下的户外活动，不仅能吸收维生素 D，还能改善心情，为一整天注入更多积极能量。

6）学会“暂停”，正念放松：老年人可以通过一些正念练习学会“暂停”，让自己专注于当下，暂时放下对未来的忧虑。每天找一个安静的时间，闭上眼睛，专注呼吸，感受空气的进出，这种短暂的放松能帮助缓解持续的紧张感。正念练习不需要特殊设备，也不需要太多时间，每天几分钟即可，长时间坚持下来，能有效减轻焦虑。

老年焦虑不等于“多想”或“想不开”，而是大脑对压力过度反应后的表现。它并不可怕，通过专业支持和日常生活调整，老年人可以慢慢学会与焦虑共处，找到一种适合自己的节奏感。

焦虑症的管理不仅是情绪的平复，更是一种生活态度的改变，帮助老年人学会面对内心的波动，从而在每一天找到属于自己的安宁。

上海市浦东新区精神卫生中心　黄晶晶

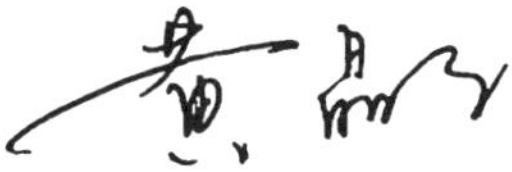

九、老年“肾”好，甚好

我们的肾脏就像身体里的小超人，位于腰部脊柱两侧，形状像一对扁豆，大小差不多跟拳头一样。

肾脏的工作可不简单，除了生成尿液，把体内的代谢产物、药物和毒素一一送走（排毒功能，简直是个小排污工），还负责排出多余的水分和盐分，调节血压，真是个多面手！

肾脏在忙着“清理”的同时，还像个守门员，确保体内的葡萄糖、蛋白质和血细胞等重要物质不被随意“放行”。而且，它们还有内分泌的功能，能生成促红细胞生成素，帮助我们造血；合成活性维生素 D，维护骨骼健康。总之，肾脏在维持我们身体环境的稳定性上，简直是不可或缺的小英雄！

1. 肾脏是随着衰老而变化最早的器官之一

肾脏这个神秘的器官，随着年龄的增长就像一位艺术家，开始逐渐改变自己的风格。到了 40 岁，肾脏的各种功能开始慢慢走下坡路，仿佛在说：“哎呀，我也累了！”这时候，肾脏的抗击打能力也不再像年轻时那样强悍，容易受到各种“攻击”，因此，老年人的肾脏健康就显得尤为重要。

出生时肾脏大约只有 50 克，随着人从婴儿成长为成年人，肾脏的重量也会逐渐增加，到了 30～40 岁时，重量达到了 250～300 克。每个肾脏的尺寸是 10～11 厘米长、5～6

厘米宽、4～5 厘米厚。但是，到了 40 岁以后，肾脏就开始“减肥”了，每 10 年就会自然缩小、减重 10%。而男性肾脏“减肥”速度往往比女性更快。

到了 80～90 岁，肾单位的数量减少了 40%～50%，而重量则减轻了 20%～30%。老年人的肾脏表现出一些变化，包括肾皮质变薄和功能性肾单位的减少。你知道吗？在 40 岁时，正常的肾小球占 95%，但到了 90 岁，只有 63%还在坚守岗位。随着时间的推移，肾脏的血管也开始变得“狭窄”，就像一条老旧的街道，交通越来越不畅。年轻时，肾动脉狭窄的概率只有 0.4%，而到了 60～76 岁，竟然飙升至 25%！

2. 肾脏功能的变化特征

肾脏在人体里绝对属于默默无闻却又不容小觑的“过滤器”。随着年纪的增长，肾脏也开始经历一场场“退休派对”，而这些派对永恒的主题就是“逐年下降”。

从 40 岁起，约有 2/3 的人开始感受到肾功能的逐渐减退；到了 60 岁，肾小球的滤过率每年都在小步走下坡路。听起来是不是有点伤感？更让人难过的是，老年人的肾小管功能也在悄悄跟随这条下降的曲线。它们对身体的代谢需求反应变得迟钝，尤其是在对钠的处理上。结果就是，老年人即使摄入的钠不够，肾脏排钠的能力却依然高于年轻人，这可真是让人哭笑不得！保钠能力下降，低钠血症就容易找上门来。

而当钠负荷增加时，老年人的肾脏排钠能力却明显下降，这也是老年人夜间频繁上厕所的原因之一。半夜常常被尿意惊醒，“夜行侠”的生活令人苦不堪言。高钠还可能导致高血压和心功能不全等一系列“麻烦事”。再加上，老年人对水的反应能力也在减退，尿液浓缩和稀释的功能下降，50 岁后每 10 年浓缩能力下降约 5%。

此外，随着肾小球滤过率的下降，老年人的血液 pH 略有上升，但在 65 岁以上时，排酸能力又下降，可能会引发代谢性酸中毒！

肾脏的内分泌功能也逐渐显现出疲态，肾脏可是体内重要的内分泌器官，负责制造和分泌多种激素，比如肾素、血管紧张素、促红细胞生成素等。但随着肾功能的减退，活性维生素 D 的生成也减少，导致钙吸收不足，骨质疏松、代谢性骨病及病理性骨折等问题接踵而至。

老年人的肾脏随着年龄的增长，开始了各种结构和功能的变化，希望大家都能好好照顾自己的肾脏，让它们尽量延续多一点活力！

3. 老年人如何保护肾脏

这是个非常值得关注的问题，毕竟肾脏可不是“无敌战舰”。随着年龄增长，它们的战斗力会逐渐减弱。一旦遭遇大手术、出血、休克或者感染等“突发事件”，肾功能就可能出现“罢工”的情况。朋友们该如何给肾脏穿上“铠甲”，保护好它们呢？

（1）良好的生活方式

吸烟、喝酒、肥胖和久坐不动可不是肾脏的“好朋友”，它们简直就是肾脏病的“幕后黑手”。老年朋友们可以尝试一些轻松的运动，比如悠闲地散步或者优雅地打太极拳。运动可以从低强度开始，慢慢来，量力而行。规律的运动不仅能提高肌肉力量，还能改善平衡和协调能力，降低跌倒的风险，顺便提高心肺耐力，远离心血管疾病的“威胁”。另外，老年人可要尽量远离烟酒，保持一个合适的体重，毕竟肾脏也需要减压嘛！

饮食方面，老年肾脏病患者可以通过合理饮食来延缓病情发展，这对控制血压和血糖也有帮助。然而，肾功能越差，饮食管理就得越精细，最好在专业医生的指导下进行。老年人可不能“大鱼大肉”地吃，过多的蛋白质会给肾脏增加负担；但也不能过于限制“荤菜”，蛋白质摄入过少可导致营养不良和贫血。再者，老年人味觉可能比较迟钝，常常喜欢吃“咸鲜”或者腌制的食物，这样一来盐摄入就容易超标，可能引起水肿、高血压，甚至心衰等问题。世界卫生组织建议，成年人每天的食盐摄入量最好不超过5克，尤其是患有慢性肾脏病、高血压和心衰的老年朋友们，更要注意控制盐分的摄入。

总之，保护肾脏要先做好生活方式和饮食管理，让肾脏健康又快乐地度过每一天！

(2) 无论有没有症状都要定期检查

慢性肾脏病就像是个“忍者”，早期时大多数人根本感觉不到它的存在，直到它突然冒出来，水肿、泡沫尿、血尿等“骚扰”上门来。所以，无论你们是否有这些症状，都得定期去做检查！尿常规、尿微量蛋白、肾功能和泌尿系统超声，听起来很麻烦，其实是反馈肾脏是否保持在“最佳状态”的晴雨表。特别是那些有高血压、糖尿病等的朋友，更要定期检测、提前发现问题，别让肾病“悄悄”摸上门，被打个措手不及。咱们还得时刻关注这些指标的变化，像侦探一样，如果发现异常，赶紧去肾病专科看看，避免问题变得棘手。

(3) 避免脱水状态导致的肾脏损伤

老年人的口渴中枢就像是个懒猫，反应慢吞吞的，尤其在高热、大量出汗、严重腹泻、呕吐或食欲不振的时候，脱水就会悄悄找上门。再加上心力衰竭、心肌梗死等问题，可能会导致低血压，甚至因滥用利尿剂造成血容量不足，这可真是让肾脏“压力山大”！

如果在这种情况下还过量使用抗生素或其他需要肾脏代谢的药物，那简直是“雪上加霜”，有些朋友甚至可能会面临急性肾衰竭或药物中毒，结果还得透析治疗，真是得不偿失。

所以，平时一定要注意适当饮水，保持水分充足，别等到口渴才想起喝水。一旦遇到高热、呕吐、腹泻、大量出汗等情况，要及时补充水分和盐分，必要时还得去医院静脉补液，别让脱水成为肾脏的“敌人”。

(4) 控制慢性病，预防尿路“堵塞”

老年朋友们常常有高血压、糖尿病、高血脂、痛风等慢性病，这些“老朋友”可不太友好，时不时就给我们的肾脏带来麻烦。比如，它们可能导致肾动脉硬化、肾小球病变、肾小管间质损害，甚至梗阻性肾病，听起来是不是有点吓人？

别担心，可以主动出击！只要积极控制血压、血糖、血脂和血尿酸，及时“清理”尿路堵塞，就能大大降低肾损害的风险。对于那些已经和慢性病“握手”的老年朋友来说，定期进行肾脏病筛查就显得尤为重要。

(5) 避免使用损害肾脏的药物

老年人的肾脏功能就像一位退休的老工人，工作效率慢了不少。如果这时候你还按照药物说明书上的常规剂量来吃药，简直就是让这位老工人超负荷工作，结果可能就会导致肾损伤和药物中毒。因此，老年朋友们在吃药时一定要遵医嘱、适度减量，尤其是那些有慢性肾脏病的患者。

在就医时，一定记得把自己的病情和用药情况告诉医生，医生会根据你的肾功能检查结果，用公式计算出你的肾小球滤过率，从而找出最合适的用药剂量和服药间隔。

在服药期间，定期检查肾功能指标的变化，就像定期给车子做保养，确保它能继续跑得顺畅。尽量避免使用那些可能造成肾损伤的药物，比如非甾体类抗炎药，这些家伙常常隐藏在感冒药、止痛药和退热药里，真是让人防不胜防！还有某些抗生素也要小心，比如氨基糖苷类药物主要通过肾脏排泄，而青霉素类药物则可能引发过敏反应，导致急性间质性肾炎，过敏体质的朋友们更是要谨慎用药。

另外，有些老年人热衷服用各种成分不明的保健品，结果伤肾事件频频发生。大家不要盲目尝试那些缺乏临床论证的保健品和中药偏方，不要本想“保健”反被“伤害”！

慢性肾脏病和糖尿病患者在进行各种造影检查前后，务必要在肾脏专科医师的指导下采取保护措施，降低发生造影剂肾病的风险。记住，照顾好自己的肾脏，才能让生活更加精彩！

4. 治疗慢性肾脏病的“武器库”

慢性肾脏病就像一个不请自来的客人，带着各种原因的肾脏结构或功能异常，“住”下了就要超过三个月。要知道，这位客人可不容易赶走，对付起来需要耐心和时间。

治疗的难易程度，得看病情有多严重，是否还有其他小麻烦（并发症）在作怪。医生们会根据肾小球滤过率把慢性肾脏病分成 1 到 5 期，数字越大，肾功能损害就越严重。不同的阶段，治疗目标也不同，简直就像不同级别的游戏任务，得一关一关来打！

治疗慢性肾脏病的“武器库”，主要包括控制血压、减轻蛋白尿、控制血糖、饮食与营养治疗，还有对抗那些小麻烦（比如贫血、钙磷失衡、高钾血症等）。如果情况真的很糟糕，可能还需要“肾脏替代治疗”，比如血液透析、腹膜透析或者肾移植。

总之，慢性肾脏病的治疗是一场长跑，耐心和细心必不可少，但别忘了，保持轻松的心态也非常重要。

5. 痊愈之路上的好心态

肾病的治愈分为两种：一种叫“临床治愈”，这就像是你的旧手机充满电了，尿蛋白和水肿等症状都消失得无影无踪，生活照样过得滋润；另一种则是“完全治愈”，也就是大家常说的“根治”，不仅临床症状和检测指标恢复正常，连肾脏的结构在显微镜下都“没事儿了”。

对于那些症状较轻、病理损伤不太严重的患者（比如微小病变肾病），经过一段时间的治疗，很多人都能实现“临床缓解”，就像把冰淇淋放回冰箱，暂时避免融化。但现实中要确定是否完全治愈可就难了，毕竟我们不会常去做肾活检，探查肾脏组织是否完全复原，也不会等到患者的生命终点再看看有没有复发。所以，治愈之路是相对的，别较真儿，保持好心态也是很重要的。

对于老年慢性肾脏病患者来说，接受现实并做出相应的改变是非常重要的。保持积极乐观的心态，定期去医院肾内科复诊，听从医生的建议合理用药，都是必不可少的步骤。

在家里，别忘了监测一下血压、血糖和体重，并把结果记录下来，及时向医生反馈，这样才能根据情况调整治疗方案，确保万无一失。

健康密码 努力保护健在的肾小球

如果肾病已经找上门了，虽然我们不能像超人一样逆转时光，但可以借助科学的力量来进行复查、吃药，努力保护那些还健在的肾小球，让它们的衰退速度慢一点，尽量和正常人一样，慢慢老去。

复旦大学附属华山医院 倪丽 陈靖

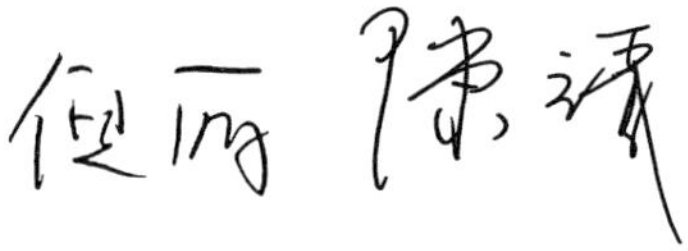

十、老了眼睛看不清怎么办

眼是视觉的器官。视觉被认为是人类最重要的感知觉，有80%以上的外界信息经视觉获得。

老年人由于眼球与视觉神经系统随年龄增长发生生理性退化或者病理性改变，都可能会影响视觉功能，从而影响生活质量。

了解我们眼球的生理特征，并通过一些简单的自测手法，有可能帮助老年人更早地发现问题，及时治疗，从而获得持久清晰的视力，而不是简单地将视力退化认为是老年生理性衰退。

1. 眼睛和视觉是怎么慢慢老化的

和人体很多器官一样，眼球也会随着年龄的增长逐渐出现功能与结构的改变，这种与年龄相关的退化在屈光系统和感光神经系统都会发生，尤其是晶状体和玻璃体。

（1）晶状体的问题

晶状体是眼球屈光系统的重要组成部分，它位于眼球的中间，呈透明双凸透镜的形态，晶状体自身具有弹性，可以通过调节来实现自动变焦，我们才能够看远看近都保持清晰的视觉。随着年龄的增长，晶状体首先老化表现为弹性下降，再加上调节肌肉睫状肌的肌力减退，我们可能感受到看近的物体聚焦困难，不能持久近距离阅读，或需要将书本报刊拿得离开眼睛远一些才能阅读，出现老视的症状。随着年龄增长，晶状体的透明度也会逐渐下降，表现为不同程度晶状体局部或整体的混浊（就像镜头起雾发毛），视力和视觉敏感度随之下降，临床上将这种晶状体的混浊称为年龄相关性白内障。

(2) 飞蚊症是怎么回事

随着年龄的增长，很多人还会感到眼前有细小、不规则、半透明飘浮物的症状，这和玻璃体的生理性退化相关。玻璃体呈无色透明胶状（像果冻）充满于晶状体与视网膜之间，也是眼球屈光系统的组成部分，还起到支撑眼球的作用。随着年龄的增长，玻璃体发生变性，从胶状变成液化（就像果冻坏了），其中的胶原纤维支架形成点状、絮状、丝状的半透明混浊物飘浮于眼内，主观上会出现眼前有飘动的小黑影，像小蚊子或小苍蝇在乱飞，俗称飞蚊症。这种视觉现象在看白色明亮的背景时会更加明显。时间一长，这些飘浮物会逐渐分解，越来越小，以至于感觉不到。

(3)“感光系统”出了问题

感光神经系统也会随着年龄增长出现退化，视网膜上包括视网膜色素上皮细胞、感光细胞、神经节细胞出现数量的减少，与年轻时相比较，可有一定程度的视力、视野、视敏度、对比敏感度等视功能指标的下降，通常对生活影响不大。体检时可以观察到视网膜的一些形态改变，比如黄斑区色素改变、黄白色点状的玻璃膜疣等，精密仪器检测可以见到一定程度的视网膜结构量化指标下降，但视觉功能还是能够满足日常生活的需求。

（4）其他恼人的问题

除了眼球本身，眼球周围的附属结构也会出现与年龄相关的变化。眼睛腺体如泪腺与结膜杯状细胞功能的下降会导致基础泪液分泌的减少，眼睛外观不如年轻时那么明亮，还会出现眼部干涩、异物感、灼热感等表现，也就是常见的干眼症。眼睑皮肤的松弛与肌肉的萎缩，出现下眼睑眼袋，且越来越明显；上眼睑的眼皮下垂，感觉眼睛变小和睁不大。球结膜的松弛则可能引起眼部异物感等症状。

2. 视觉健康的自测小技巧

定期眼科体检可以有效地帮助我们降低视觉健康损伤风险，但是如果我们无法及时发现一些异常的表现，则仍然可能错过最佳诊治时间。由于人类是具有双眼视觉的，左右眼的视野存在较大范围的重叠，因此有些单眼罹患眼疾的患者由于另一侧的眼睛仍然具有正常的视力和视野，而不能及时发现。因此掌握一些视觉健康自测小技巧可以帮助我们更早的发现问题，获得及时的诊治。

日常生活中我们可以通过观察眼部的外观、视力自测等方法，来判断视功能是否存在异常。观察眼部外观时可以注意眼睑与睫毛的位置是否正常，眼球表面是否存在异常的色泽改变，瞳孔是否大小对称等。视力自测可以借助于家用视力表，每次测单眼视力，如果平时戴镜则建议测量戴镜后的视力。尽管视力自测的数值并不是很精确，但是当发现视力与以往存在较大的差异或者双眼的视力差别比以前加大时，都提示可能出现某些眼部疾病，应及时去医院眼科就诊。

对于一些黄斑部（位于眼球后部视网膜，是视觉最敏感的部位，也就是平时检查视力的视网膜对应部位；同时也是色觉功能对应的重要部位）的病变，可以通过阿姆斯勒表格自测，当发生黄斑部病变（如水肿、出血、裂孔、前膜、新生血管等）则可能观察到表格局部发生扭曲的现象，这种检查也应该单眼观察。当出现黄斑病变时，我们日常生活中可以出现直线扭曲变形、看字缺角、中央发暗、色觉改变等症状。

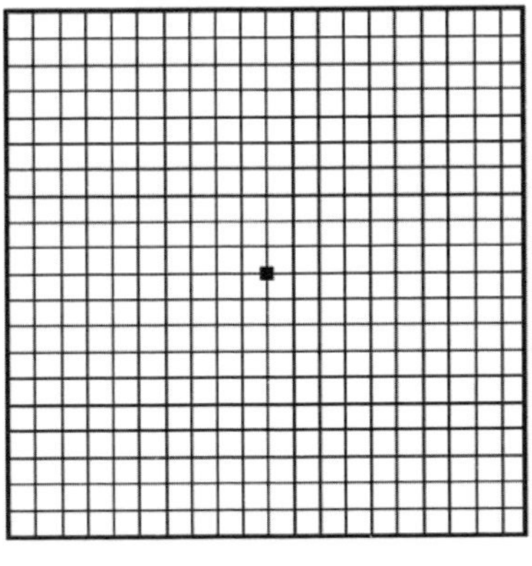

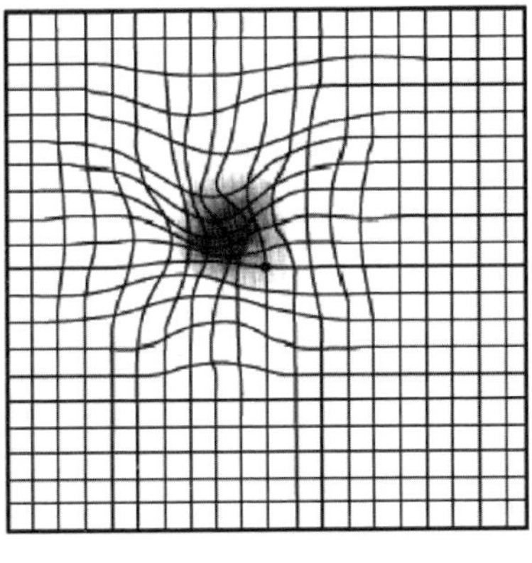

左图为阿姆斯勒表格，右图为黄斑变性可能出现的症状：
中央发暗与视物扭曲

眼睛的功能主要是视觉，此外眼睛也非常敏感，俗话说“眼睛里容不得半粒沙子”。这里告诉大家一个基本原则：视力受到影响，一定要重视！如果是看远（通常指 5 米以外）视物模糊而看近清楚，或看近模糊看远清楚，基本上能够判断是屈光不正（前者系近视，后者系老花），问题不大；如果看远看近都模糊，那一定要去医院眼科就诊检查。如果是眼睛感觉不舒服或疼痛等，这时要注意视力是否受到影响，如果同时有视力减退则要及时就诊。

3. 老年人常见的白内障

白内障是晶状体由透明变成不透明，发生混浊并干扰光信号进入眼内，从而影响视力的一种眼病。引起白内障的原因是多方面的，最常见的为年龄相关性白内障，几乎每个人年龄大了都或多或少有白内障，只是程度有差异；如果合并高度近视、糖尿病、青光眼、葡萄膜炎等疾病，还可以出现并发性白内障，发生得更早更重些。

白内障的主要症状是进行性、无痛性视力减退。视力减退的程度取决于混浊的部位和范围。当混浊在晶状体核的中央（核性白内障），则早期便产生近视，以致原有老视的人发现又能不戴老花镜进行阅读（第二视力）了。患了白内障如果发生晶状体膨胀，还可能引发继发性青光眼。晶状体后囊膜下混浊（后囊膜下白内障），视力受影响的程度和整个晶状体的混浊程度不成比例，因为混浊刚好位于所观察物体发出的光线投影到视网膜的交叉点上，患了这种白内障，在明亮的光线下瞳孔会自然缩小，对视力影响更明显。

目前手术是治疗白内障的唯一有效方法，目的是将病变混浊的晶状体去除，再根据眼球的屈光状况植入一个合适的人工晶状体来矫正。小切口的白内障超声乳化吸除术联合人工晶状体植入术是最常见的手术方式。随着医学技术的发展，各类多焦点、连续视程、散光矫正型人工晶状体的应用也逐渐广泛，可以依据老年人的具体用眼需求来选择，通过手术获得更优的裸眼矫正视力。

4. 青光眼最终可致盲

正常眼球内是有一定压力的，当眼内压力（称眼压）超过眼球所能耐受的最高水平时，会造成视神经损害、视野（看到的空间范围）缺损及视力下降等表现，称为青光眼。而眼压升高主要是由于眼内生成的液体（称为房水，有眼的营养代谢作用）不能正常循环排出而引起的。此外还有一类青光眼尽管眼压在统计学正常值范围，但是视神经承受压力的阈值比较低，其视神经和视野损伤表现为青光眼特征性的损害，并且排除其他可能引起视神经损害的疾病，称为正常眼压性青光眼，这类青光眼在老年人中，尤其是伴有心脑血管疾病和代谢性疾病、免疫性疾病逐渐多见。

（1）两种常见的青光眼

青光眼是一种危害性大、最终可导致失明、失明后可以伴有严重眼痛，是第一位不可逆致盲眼病，也是眼科典型的心身疾病，即精神状况会影响到疾病的发生发展。青光眼按其病因可分为原发性青光眼（原因不明确的）和继发性青光眼（原因明确的）两大类，原发性青光眼又分为闭角型和开角型。

闭角型青光眼容易发生在眼球小、正视尤其是远视眼的人，女性多于男性，60 岁左右是高发年龄段。常于情绪波动、在光线较暗的地方停留过久、长时间低头阅读等时诱发，小的发作往往表现为眼睛不适、鼻根部酸胀、可伴有虹视、雾视，休息后可自行缓解；严重者可导致急性大发作，眼球充血明显，眼胀痛明显，同时可伴有头痛及恶心等不适，视力损害明显，可以从 1.5 的视力迅速降到只能看见手影、光感，如果治疗不及时，可很快导致永久性失明。

开角型青光眼容易发生在有近视眼、糖尿病、心血管疾病、免疫性疾病的人，各个年龄段都可以发生，通常有青光眼家族史的人发生青光眼的概率要比普通人群高 10 倍。通常症状不明显，早期多表现为轻度酸胀、眼疲劳感，容易被忽略。继发性青光眼多由于眼睛外伤、炎症、出血、肿瘤、手术等，破坏了眼部的相关结构而导致眼压升高。

(2) 早发现早治疗

诊断青光眼必须到医院作全面的眼部检查，有以下情况者应考虑到医院做青光眼专项检查，以便早期发现，早期治疗：有青光眼家族史者，每一位家庭成员 40 岁后都应每年认真检查一次眼睛，必要时要做跟踪观察。出现青光眼常见的症状：眼胀痛、头痛、虹视、视力下降，或者容易反复视觉疲劳。一只眼诊断为青光眼，另一只眼应高度警惕，尽早检查治疗。患有与青光眼有关的其他眼病，如高度近视、高度远视、眼底出血、眼外伤、白内障、炎症、眼部肿瘤等。患有与青光眼有关的全身疾病，如糖尿病、高血压、高血脂、低血压、心脏病、脑血管疾病、甲状腺功能异常等，以及长期应用激素治疗者。

青光眼可以通过药物、激光、手术等方式进行治疗。患有青光眼的老年人还可以通过一些生活方式和情绪调节以尽量避免诱发因素，做到：情绪稳定，不着急，不发脾气，不闷闷不乐；保证睡眠，生活有规律，不熬夜；避免暗室工作、关灯看手机等；少饮浓茶及浓咖啡；保证每日大小便通畅；适当参加体育锻炼和有氧运动，平衡自主神经的功能。

5. 年龄相关性黄斑变性

年龄相关性黄斑变性是一种随年龄增加而发病率上升，并导致视力明显下降的疾病，多见于50岁以上人群。病变发生在眼底视网膜的黄斑部，中心视力受损，看不清或看不见要看的物体和文字，但边上的视野不受影响，主观感受痛苦。常一眼先发病，最终双眼受累。

这类黄斑变性的确切发病机理尚不清楚，但大多数人认为与视网膜色素上皮的代谢功能衰退有很大关系。临床上将此病变分为萎缩性（干性）和渗出性（湿性）两种类型。

干性黄斑变性，视力常为缓慢进行性下降或视物变形，目前尚无有效治疗方法。假如视力低下，可借助于助视器，例如放大镜或其他特殊类型的望远镜以提高视力。湿性黄斑变性是由于视网膜下有异常的血管生长，新生的血管容易破裂出血并最终引起组织修复，形成瘢痕，使中心视力永久损害，最终失明。临床上常表现为患眼突然发生视力下降，另一眼正常或处于病变早期，自然病程几年后也发生同样病变。

目前有多种抗血管内皮生长因子药物通过眼内注射的方式，可以有效控制异常血管和相关的黄斑水肿、出血，是湿性黄斑变性的一线治疗，关键是早期识别和及时治疗干预。由于病变发生在黄斑部，平时应尽量减少强光线、有害蓝光的直射。多食含有叶黄素类、玉米黄质的食物如胡萝卜、玉米、南瓜、山芋、白果等，有利于黄斑的保护。

6. 慢性病老人要定期眼部体检

随着老龄化的发展，各类慢性疾病如高血压、糖尿病在我国发生率也呈不断增高的趋势。伴有高血压、高血脂、糖尿病、动脉粥样硬化的老年人应养成定期眼部体检的习惯，并在出现视力改变时及时就医。

眼底视网膜血管的健康状态也可以反映全身疾病的病程与治疗效果。其中糖尿病视网膜病变就主要与糖尿病的病程和血糖控制的程度有关。糖尿病视网膜病变主要分为两大类：非增殖性视网膜病变和增殖性视网膜病变。非增殖期视网膜病变是糖尿病对视网膜产生影响的早期阶段，表现为微血管瘤、出血和渗出等。增殖性视网膜病变的标志是新生血管的形成，是引起失明的重要原因，使视网膜脱离的危险性大大增加。

糖尿病视网膜病变的早期发现非常重要，当糖尿病患者有下列表现时应尽快找眼科医生检查眼睛，如视物模糊、视力减退、夜间视力差、眼前有块状阴影飘浮、双眼的视力范围（视野）缩小。一旦被确诊为糖尿病，都应定期到眼科检查眼底。

健康密码　眼科体检的频率

- 通常建议在 40 岁时应该在医院进行一次较为全面的眼科检查。如果判断存在一些疾病的风险和高危因素（例如有糖尿病或者眼部存在青光眼等高危结构因素），则有可能需要按照医生建议的随访间隔定期检查。如果没有发现特别风险因素，则建议之后每 2 年随访检查，并随着年龄增加逐渐缩短时间间隔。
- 通常 60 岁以上建议每年进行眼科体检。
- 如果有血缘亲属尤其是一级亲属（父母、兄弟姐妹、子女）患有特定的眼病如青光眼、视网膜色素变性等，建议在血缘亲属患者发病时的年龄段，就要开始每年进行眼部的检查。

复旦大学附属眼耳鼻喉科医院　刘婷婷　孙兴怀

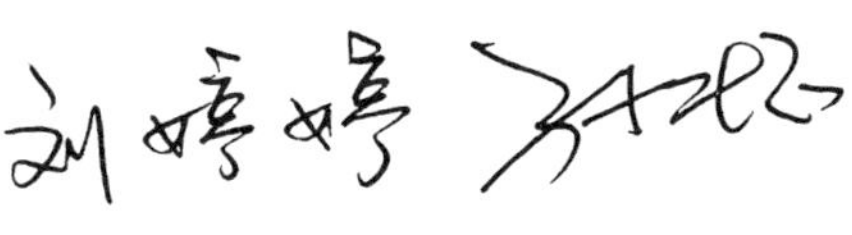

十一、听不清该怎么办

明智地应对会让“听不清”变得很容易解决。本章案例主人公老徐的经历是发生在我们身边的真实故事。

能听见、听清声音，对于一个人的心灵和与外界的联系是何等重要！正因如此，听力下降可能成为一个令人生畏的诊断，它的不可逆转性，使人笼罩在沮丧、孤立和恐惧的感觉中。然而，就像生活中的许多挑战一样，它也可能是成长、适应和建立新联系的机会。跟白发和皱纹不同，听力下降并不是每个人在年龄增长过程中必然出现的症状，因此，当听力下降发生在自己身上时，请不要忽视它，但也无须过度焦虑。

1.“听不清”的原因是耳还是脑

（1）耳和脑各司其职

耳朵作为人体的感官器官，其主要功能是捕捉外界的声音并将声波转换为神经信号。然而，这个转换过程只涉及声音的物理特性，比如音量、频率和节奏，它并不包括声音的“含义”。换句话说，耳朵只是把原始的、未加工的信号传给大脑，这些信号本身并不能告诉我们说话的内容或环境的意义。真正的“听清”需要大脑进行后续的分析和处理，将这些信号转化为意义明确的信息。如果大脑在声音信息的解码、识别和整合上存在问题，即便耳朵功能正常，也可能导致对谈话内容或复杂声音环境中的细节理解不清，从而表现为“听见，但听不清”。

大脑不仅在语言处理方面起着关键作用，还承担着对声音进行分类、记忆和情感反应等多重任务。大脑的各个区域，尤其是听觉皮质和相关联的语言理解区，共同协同对语音信号进行综合处理，并根据既往生活经验、背景知识和环境条件进行准确辨识与解读。如果这些区域的神经功能由于听力下降或单纯衰老而出现神经传导速度降低、神经网络连接紊乱或认知资源不足等异常，就会使得声音信号即使传递到大脑，也无法被有效地“听清”。

(2) 一个“听不清”的故事

老徐一直为自己敏锐的听觉感到自豪。他学习声乐出身，从事音乐教学超过40年。年轻的时候，他最喜欢与朋友的乐团一起创作和表演自编的音乐小短剧。生活中的各种声响，风声、雨声、雷声、海浪声、鸟叫声、虫鸣声、汽车喇叭声、熙攘的人群声、电器声、锅碗瓢盆声、老伴的笑声、邻居的交谈声、孙女的脚步声、宠物毛毛的“喵喵”声，等等，都能成为音乐创作的灵感。

然而，当迈向70岁时，他开始注意到自己听力改变的微妙迹象。老朋友常常提醒他有些高音没有唱准，熟人远远地跟他打招呼，他也经常错过。饭桌上，大家谈笑风生，他听着越来越吃力。菜场商贩报给他的价格，他总要问两三遍，交代给他的购物清单总是记不全……起初，他对此不屑一顾，将其视为别人的问题。但后来，他周围的世界变得安静且模糊，听声变得越来越累。有时即使别人大声说话，他也听不清，大脑反应比好多同龄人慢几拍，听力下降严重影响了他的生活质量。

老徐去医院做了全套听力检查，除了常规的纯音测听，还包括一系列与言语分辨能力、注意力和记忆力相关的听力检查。检查结果显示，他的“耳”和“脑”都出现了功能下降，他开始担心自己是否会发展为老年痴呆。

2. 听不清会加速大脑的老化

当听力下降时，耳朵传递给大脑的信号就像一张模糊的照片，或者像收音机的信号不稳，断断续续、含混不清。此时，大脑就得花更多力气去“猜测”和“补全”这些信息。这样的大脑工作，既费劲又低效，久而久之，大脑会产生疲劳，处理信息的速度和准确性都会下降。尤其在多人交谈、环境嘈杂（比如菜市场、餐厅）的情况下，大脑会更加吃力。

除了让大脑短时间超负荷工作，听力下降还有一个长期的风险，就是大脑会因为“听不到”而缺少刺激。如果一个人因为听力不好，逐渐减少与人交谈，慢慢地变得孤独、闭门不出，这不仅会影响情绪，更会让大脑失去日常的思考和学习机会。大脑就像肌肉一样，越用越灵活，不用会退化。如果听力下降，交际减少，大脑“锻炼”的机会变少，认知功能（包括记忆力、注意力、理解力）就会下降，时间一长，痴呆的风险就会大大增加。

研究表明，听力损失是导致老年痴呆的重要风险因素之一。长期听力损失的人，大脑的听觉皮质（处理声音的区域）会出现萎缩现象。这种结构性变化，说明大脑不仅功能变弱，连“硬件”本身都在退化。如果没有及时干预（比如使用助听器恢复声音刺激），这种萎缩的变化会加快，认知能力会下降，最终可能演变成老年痴呆。所以保护听力、及早进行助听干预，不仅仅是为了“听得见”，更是为了“保护大脑”。

3. 从“听不清”到“听清”，三步走

（1）让“耳”听见

只有先“听得见”，大脑才有机会“听得清”。听力图可以明确地表示有多少声音没被“耳”听到。补偿这些丢失声音的方法有很多，包括使用助听器和人工耳蜗，针对突发性耳聋的药物，以及处于研究阶段的基因治疗和干细胞治疗。由于每个人的听力情况、生活习惯、经济状况、性格和态度都不同，因此每个人的治疗方案不尽相同，哪怕使用同样的设备或药物，其参数调节和剂量疗程都不会完全一样，一定要在耳科医生和听力师的指导下选择最适合自己的治疗方案。

（2）让“脑”重塑

大脑并不会因为接收的声音增多就自然而然地恢复处理声音的能力。尤其当放大后的声音（包括环境声、言语声、音乐声等）跟原来记忆中的声音不完全匹配时，大脑需要主动地训练对新声音的察觉、分辨、识别、理解、记忆和注意，这个过程将重塑大脑，让功能退化的区域重新

激活并产生新的连接。要完成这一步，可以借助专门的软件工具，也可以自我设计训练方案。无论采用何种方法，自驱力和毅力是关键。

（3）让“心”放宽

当听力下降发生后，情绪很容易被一些顽固的想法控制着。比如总认为自己变成了一个无用的人、别人嫌弃的人，并为此感到焦虑。其实听力下降只是造成了日常的沟通不便，并不会改变别人对你个人的认同，除非你搁置听力问题不去积极解决，任由与外界沟通的桥梁逐渐被摧毁。

改变这种状况的方法是除了积极地接受和善用各种工具和资源以改善听力问题，还要从内心建立正确的自我认同感，不断地用事实来校正那些敏感消极的想法。久而久之，心会变宽，问题会变少，会活出真实的自己。

4. 康复路上的烦心事

还记得前面那个“听不清”的故事里的老徐吗？

自从意识到听力下降的严重性，老徐开始对听力上心了。他判断自己的耳聋除了年龄因素，还可能跟药物和大声暴露有关。自己常年服用阿司匹林来缓解关节炎和腰椎的疼痛，却从未注意它的耳毒性副作用（听力下降、眩晕、平衡失调和耳鸣）。由于感音的耳蜗和掌管身体平衡的前庭是相通的，共同受到听神经支配，因此耳毒性药物损伤耳蜗和听神经会导致关联症状。

调整用药后，虽然耳聋耳鸣还在，但头晕的现象明显好转。老徐与音乐相伴几十年，未曾想过音乐家比非音乐家患听力下降的比例要高很多，这源于长期的大声暴露。

老徐内心每天都在纠结。一方面，日常交流所遇到的小麻烦越来越明显，另一方面，强烈的自尊感让老徐羞于公开自己的听力问题并向人求助。因为总怕人笑话老年痴呆、反应迟钝，所以没听清时总是不懂装懂，随声附和。有两次老徐跟柜台办事员差点大吵起来。自己没听清办事员说要递交的材料，结果递错了还点头笑，办事员有些不耐烦。这让老徐怒火中烧，抱怨现在的年轻人对老年人缺乏耐心，没有为人民服务的精神……

其实在争执中得知老徐有听力问题时，年轻的办事员无奈地说，如果事先知道面对的是听障人士，“肯定会第一时间用笔写给他看或打字告诉他，避免误会，耽误其他客户的时间”。争吵后，老徐在家郁闷了好几天，伤身又伤神，后来想想真没必要。

所以有时候并不是别人不能包容，而是自己没有给人家机会去调整沟通方法。

5.“高科技”带来的柳暗花明

早年那些病急乱投医的残酷教训让他知道，针对老年性听力下降目前没有特效药、特效针灸、特效耳贴、特效按摩仪、特效床垫等，助听设备可能是当下可以改善听力的最简单最安全的方法。但即便知道这些道理，迈出这一步还是需要有人推他一把。

一天早晨，老徐在路边等公交车，看到一位戴助听器的老大哥，身材瘦小，但精神矍铄，心情很好的样子，在和熟人打电话。“喂，我在马路边等车呢，有点吵，你别挂，等我把耳机蓝牙连一下。”只见老大哥接电话的时候不时看看手机屏幕，老徐略微瞟了一眼，手机屏幕上有一行一行字在滚动。“你说的材料我这边语音转文字都记下来了，你不用再跟我发消息，我等会办完事就去买。”

看到老大哥似乎沟通无障碍，让老徐眼前一亮。老徐本来有冲动想上前搭讪，怎奈人家电话还没打完，公交车到了，只好遗憾地看着他离开。老徐一路都在想：“他高科技用得熟练啊，并没有因为戴着助听器就显得愚笨，反而很灵光，好像听力下降并不是障碍。或许我也可以。”

从搜索信息到购买助听设备，老徐摸索研究了一年多。一开始他仅围绕“听力下降”“助听器”“耳机”“验配师”和“耳聋”进行网络信息搜索，后来逐渐关注“听觉过敏”“预防”“声音”“清晰度”“信噪比”“交流”“对话”“辅听”相关的内容，再拓展到“康复”“听觉认知”“人工耳蜗”“耳鸣”“基因治疗”“听神经病”“梅尼埃病”“毛细胞再生治疗”“听力训练”“社交”“心理健康”“手语”“唇读”“人工智能听觉”“脑机接口”，等等。他只相信官方机构发布的信息，有机会就向医生朋友求证，因此避免了很多虚假宣传和误导。

他很感恩遇到了好的医生和听力师。他们不仅富有同理心，而且用专业知识武装自己，仔细评估耳聋病史、听力需求、偏好和生活方式，精准发现听力痛点问题，驾驭复杂的治疗，从而量身定制个体化的解决方案。好的医生会耐心讲解听力损失类型、严重程度和进展、目前可用的各种治疗方案、听觉改善相关的前沿医学知识和高科技。好的听力师能够把助听设备调试出适合个体的最佳效果，还会进行助听后的各项听觉功能评估、帮助解读既往检查报告、定期电话随访和推荐听友社群，给予情感和心理支持，让患者有十足的信心应对好听力问题。遇到这样的医生和听力师是何等的幸运，老徐感激之余也知道，正是自己为了保持社交一直没有放弃改善听力，才最终获得幸运。

6. 回归快乐的有声生活

经过不断的尝试体验，老徐发现，在和家人及熟悉的朋友面对面交谈或打电话时，用助听器能够听清楚；听音乐用助听器蓝牙功能，或直接用蓝牙耳机听很好；在户外嘈杂的环境下，助听器加上智能语音识别和翻译眼镜还真能让自己少问别人：“你刚才说什么?”看电视还是喜欢使用专门与电视配对好的辅听设备，耳机戴着舒服又清晰，开大音量也不影响家人。以前最爱看新闻、财经、养生和音乐类节目的老徐，又渐渐回归到娱乐生活的日常。他现在能够理解为什么市面上会出现各式各样的听力产品，不是因为一种产品比另一种能解决更多的问题，而是各尽其职，满足不同的需求。

使用助听设备的最初几个月，其实并没有立竿见影地让他听得特别清楚。老徐谨记听力师的提议，规定自己每天花半个小时强化训练听力。有时通过手机上听觉训练的小程序来系统训练，有时对着视频上的字幕，把听到的声音和看到的字联系起来。渐渐地，他能从助听设备里模糊不清的声音中分辨出区别来，像是逐渐适应了一种难懂的方言。

老徐现在已经能够从容地应对日常聆听和交流，钟爱的音乐也回归到生活中。为了减缓听力下降进展，他调整了生活习惯，尽量减少大声暴露，避免使用耳毒性药物，积极控制高血压和糖尿病，坚持控制烟酒摄入并增加有氧运动。他对操作助听设备的小麻烦没有抱怨，有时还拿自己的听力问题开开玩笑。遇到同病相怜的人，他会热心地做科普和分享经验，独处时也很享受其他人感受不到的宁静。听力下降没有让他自卑、消沉，反倒让他变得坦然，更有耐心和同理心，为此收获了家人朋友更多的理解、关爱、支持和包容。

健康密码　创建新的连结

听力的缺失，仿佛在感官与心灵上与外界悄然砌起了一堵难以逾越的高墙。倘若将“听力恢复如初”视作唯一的解脱，那么等待的多半只是无尽的失落。然而，若能看清本质——听清楚只是为了更好地沟通，而沟通的方式可有千百种——就会发现，当我们将努力的方向从“恢复”转向“新的连结”，那堵高墙便悄然松动，最终化作一道可跨越的门槛，正如老徐所践行的那样。听力损失表面上似乎让人失去了许多，实则也赠予了另一种知觉：选择宁静的从容，体会亲密的深度。得与失，往往只隔着一念之间，心之所向，境亦随之而变。

复旦大学附属华东医院　张敏

十二、老年人的无痛人生

疼痛并不是老年生活的必然产物，今天我们就一起认识一下老年人疼痛的特点，实现老年人的无痛人生。

我们每个人都有疼痛的经历，身边也经常遇到一些老年朋友抱怨自己出现各类疼痛。疼痛多数情况下来无影去无踪，有时候位置也不是很精确，持续时间或长或短，特别是遇上刮风下雨、气候变化，连续待在家里不出门，更容易发生。而这个时候，一般老人都说“忍忍就好了”，除非有时痛到运动功能严重受限，才不得不去就医。但该去看什么科，也是一头雾水，从医院回来后又似乎根本没有任何缓解趋势。所以这个熟悉而又看似“没什么大不了”的情形，却长期反复地影响着老年人的生活质量。

1. 疼痛是感觉还是病

(1) 疼痛是一种多发症状

疼痛是人体最直接的感觉之一，已被现代医学列为继呼吸、脉搏、血压、体温之后的第五大生命体征。疼痛具有积极意义，它是一种预警，提醒人们远离可能导致伤害的危险因素。例如尖锐刀具划伤皮肤引起的锐痛，会提醒人们远离刀刃，避免更大的伤害。又比如靠近燃烧的火焰导致的灼烧痛，则避免了人们直接接触火焰导致的烧伤。

疼痛也是很多疾病的症状，疼痛发生的部位、时间及特征，都是医生诊断疾病的依据。例如当发生急性心肌缺血时，会有心前区绞痛并向肩背部放射；胆囊炎发作时会有右上腹压痛及反跳痛；胃溃疡疼痛的特点是常常发生在餐后半小时到一小时，而十二指肠溃疡则常常表现为空腹疼痛、夜间疼痛，等等。

许多老年人常见的慢性病，包括关节炎、糖尿病及糖尿病周围神经病变、骨质疏松等，也常常表现出持续的疼痛症状，给老年人的日常生活带来痛苦。因此，老年人也是慢性疼痛的高发人群。

(2) 疼痛也是一种情感体验

国际疼痛研究协会对“疼痛”最新的定义是：一种由实际或潜在的组织损伤引起的令人厌恶的感觉和情感体验。可见，不愉快的情绪也是疼痛的重要组成部分。

情绪和疼痛是互相影响的。一方面疼痛发生时常常伴随着负面情绪，其中抑郁和焦虑是最典型的两种。另一方面，负面情绪也可以加重人们对疼痛的敏感性。如此形成恶性循环。例如焦虑的人对疼痛会更加敏感，而更敏感的疼痛感受又会使人担忧自己是否患有严重的疾病，导致对自身健康状况的焦虑。而大量研究发现，抑郁和疼痛的关系可能较焦虑更为密切。调查发现，69.1%的抑郁症患者有中度疼痛症状，而这一症状在非抑郁症患者中，仅为38.6%。

(3) 慢性疼痛是一种病

疼痛持续或反复发作超过三个月，被定义为慢性疼痛。2018年，世界卫生组织发布了第十一版修订本的国际疾病分类。其中，慢性疼痛也有了自己的疾病编码，正式成了一种疾病，解决了多年来人们对“慢性疼痛是不是一种病”的争论。

慢性疼痛的发病率随着年龄的增长而增长。在美国的一项调查研究中发现，65～84岁人群中慢性疼痛的发病率为27.6%，而85岁以上人群中慢性疼痛的发病率为33.6%。在我国老年人群中，慢性疼痛的发病率可达49.8%。

2. 身体为什么会痛

首先，我们要了解，传递疼痛信号的是人体的神经系统。所以，任何能引起痛觉神经兴奋的刺激，都可以引起疼痛。例如皮肤被划伤、烫伤，这些伤害性刺激都可直接兴奋感觉神经末梢，将疼痛信号传递到大脑，使人立刻感觉到疼痛。

有时候并没有直接的伤害性刺激，而是神经系统自己出了问题，导致疼痛信号的异常传递，我们称为神经病理性疼痛。例如，由于腰椎间盘突出，压迫到旁边的神经，产生腰痛、坐骨神经痛等。又如，感染了带状疱疹病毒，这种病毒有嗜神经性的特点，感染后通过神经末梢侵入人的神经系统，产生剧烈的疼痛。而且这种病毒会使神经细胞结构发生改变，导致在疱疹消失后，疼痛症状可持续长达数月甚至数年，称为带状疱疹后遗神经痛。其发病率与年龄成正比，50岁以上的中老年人是带状疱疹后遗神经痛的主要发病人群，约占发病人数的75%。

一般来说，由组织损伤直接引起的疼痛，在损伤恢复后即可消失，持续时间短，称为急性疼痛。而疼痛在组织损伤恢复后仍长期持续存在超过3个月的，称为慢性疼痛。近年来，我们利用一种称为“痛觉敏化”的动物模型对为何疼痛会在损伤后持续存在的现象进行了研究。结果发现，急性损伤时发生的炎症可导致神经细胞内一些重要信号蛋白分子的含量和活性改变，从而改变疼痛信号传导通路，最终使疼痛转变为慢性，持续存在。针对这种改变研发的治疗手段可有效防治慢性疼痛的发生，解决目前临床存在的慢性疼痛治疗的瓶颈问题。现在的最新研究进展已经取得了一些成果。

在老年人中，更常见的引起疼痛的原因与炎症有关。感染或组织损伤均可引起局部组织释放各种炎症因子，这些炎症因子会刺激神经，使其兴奋，产生疼痛。2000年，科学家们首先提出了“炎性衰老”的概念，这是指由于老年人免疫系统功能衰老，导致一些炎症因子异常释放，使老年人处于一种无明显感染的、全身性的、低度的慢性炎症状态。这种低度慢性炎症状态可增加疼痛风险，导致老年人发生慢性疼痛的比例明显升高，尤其是骨骼肌疼痛、关节炎引起的疼痛等。而痛觉敏化相关的研究也提示，老年人由于低度慢性炎症状态，更容易发生慢性疼痛。

3. 老年人疼痛有什么特点

第一，是症状不典型。例如，阑尾炎在年轻人中会引起强烈的痛感，而老年人的痛感程度可能就没有那么强，且发生较为缓慢。这一方面是因为老年人神经系统功能的退化，对疼痛信号的感知和传导能力有所下降；另一方面，由于老年人免疫系统功能减退，炎症反应也可能比年轻人发生得慢，且程度较弱。我们前面说过，疼痛是很多疾病的症状，疼痛发生的部位、时间及特征，都是医生诊断疾病的依据。然而老年人神经系统、免疫系统等功能的减退，导致了老年人疼痛的特征和青年有所不同，不能因为老年人疼痛症状不明显或不典型就认为病得不严重。

第二，老年人疼痛的原因多样且复杂。老年人的常见疾病包括高血压、糖尿病及糖尿病周围神经性病变、骨质疏松、关节炎等，这些疾病都有可能导致疼痛。因此，老年患者的疼痛常常是多种疾病共同作用的结果，疼痛部位不明确，表现多样，诊断和治疗都较复杂。

第三，老年人由于机体储备和修复能力减弱，疼痛的持续时间也会更长，且可能反复发作。

4. 如何更好地应对疼痛

老年人常常很能忍痛。调查发现，疼痛发生后，48.4%的中老年人选择忍，年龄越大，忍痛比例越高；这可能有多种因素的考虑，如有些人不愿表现出软弱的一面，有些人认为“止痛药会成瘾”或者“是药三分毒”而不愿意使用药物缓解疼痛；而有些人则认为疼痛是衰老过程中必然会出现的现象，也无法治愈，从而不愿再麻烦家人。

但对于疼痛来说，拖得越久，越难治愈。如前所述，急性疼痛和慢性疼痛形成的原因是截然不同的，而疼痛一旦发展成慢性，则治疗难度明显增大。

现有的止痛药物通常对于短暂的急性疼痛效果较好，对于持续时间较长的慢性疼痛疗效不佳。因此，应当鼓励老年人一旦发生疼痛，尽早就医，明确病因，并采取针对性的治疗缓解措施。

（1）学会去疼痛科就诊

目前，几乎所有的医院都开设了疼痛科，主要任务就是诊断和治疗各类疼痛，其中以慢性疼痛为主。为了更好地配合医生做出正确的诊断，老年人及其家属在就医时要学会描述疼痛。包括：疼痛的部位，疼痛的性质，疼痛是从什么时候开始的？持续了多久？疼痛的发作有什么规律？要知道，在明确诊断之前，医生是不会贸然使用止痛药的，以免掩盖了疼痛的症状，贻误诊断，导致错诊和漏诊。患者对疼痛的准确描述能帮助医生及早诊断，及早治疗。

临床上现有的止痛药，即镇痛药，一般是指两大类，一类是以吗啡和杜冷丁为代表的阿片类镇痛药，又称为麻醉性镇痛药；另一类则是以阿司匹林和布洛芬为代表的解热镇痛抗炎药，又称为非甾体抗炎药、非麻醉性镇痛药。

阿片类镇痛药镇痛作用强，例如芬太尼是目前发现的镇痛作用最强的药物，其镇痛作用强度是吗啡的约100倍。

但由于这类药物均有严重的成瘾性，一般仅用于短时急性疼痛，如手术麻醉和术后镇痛等，或晚期癌痛的治疗。在使用时，除了有明确的临床诊断外，还需要同时有两名医生签字的专用处方等严格措施，才能获得药物。此外，在手术后疼痛、严重的神经痛或牙痛时，医生也可能会给患者使用曲马多等这类较弱的阿片类镇痛药。只要遵医嘱正确按时定量用药，既可及时缓解疼痛带来的不适，也不必过于担心药物的副作用。

另一类我们日常生活中经常接触到的镇痛药，则是解热镇痛抗炎药，其代表药物有阿司匹林、布洛芬、对乙酰氨基酚、塞来昔布等。这是一类能用于治疗炎症、发热和疼痛的药物，对关节炎、风湿性关节炎疼痛、牙痛、痛经等疗效好。这类药物通过抑制炎症因子的产生发挥镇痛作用，没有成瘾性，但要注意的是，胃溃疡是它最为常见的副作用，严重时可能发生胃肠道出血、溃疡穿孔。老年患者出现这些情况后通常会导致较严重的后果，因此用药时应严格遵医嘱，并在使用时密切观察是否有胃肠道不适、黑便等情况发生。

(2) 运动和乐观也是止痛良药

除了用药，适当的运动也有助于改善某些疼痛症状。例如，肌少症是老年人常见的疾病之一。由于骨骼肌减少，导致肌肉力量减小和肌肉功能下降，常常发生慢性腰背疼痛。对于肌少症的预防和治疗重点，主要在营养和运动锻炼上。加强蛋白质摄入，并配合阻抗训练、平衡训练等运动项目，可有效改善肌肉力量和身体功能。

此外，研究也发现运动有助于改善骨质疏松。运动可以刺激骨骼，使钙质更好地在骨骼中存留，提高骨硬度。而在运动中多接触阳光，有利于维生素D的合成，从而能够促进钙质的吸收。对关节炎患者来说，适度运动可促进关节局部的血液循环，一方面血液带来氧和营养物质，另一方面带走堆积在局部的炎症因子和代谢废物，有利于炎症的消退，改善疼痛。运动还能使人心情舒畅，而愉悦的心情也有助于缓解疼痛。

不仅如此，在我们知道了情绪与疼痛的相互关联后，对情绪的调节也是缓解疼痛的良药。保持愉快、乐观的心情，可以使身体从紧张状态中摆脱出来，降低痛感。

总之，虽然老年人慢性疼痛的发生率高，但慢性疼痛也绝不是正常衰老过程中的必然产物。老年人的疼痛应得到积极的认识和治疗。世界疼痛研究协会将每年10月的第三个周一设为“世界镇痛日”，我国将这一周设为“中国镇痛周”，而第三次世界镇痛日/中国镇痛周的活动主题即为“关注老年疼痛”，可见疼痛研究领域对老年疼痛的重视。积极预防和治疗老年慢性疼痛，帮助老年人摆脱疼痛之苦，提高老年人的生活质量，最终实现“健康增龄”，是科学工作者、临床医生、老年人及其家属共同努力的目标。

5. 快乐的镇痛物质：内啡肽

内啡肽是人体自我疗愈系统的核心成员，其名字是

“内源性”和“吗啡”的组合，寓意着它是一种“体内自己产生的类似吗啡的天然止痛剂”，在疼痛调节、情绪管理和压力应对中扮演了重要角色。它能抑制疼痛信号的传递，效果类似吗啡，但没有成瘾性；能激活大脑的奖赏系统，产生愉悦、平静的感受，缓解焦虑和压力；也参与调节人体的其他生理功能，如食欲、呼吸和心血管活动。内啡肽产生不足可能与纤维肌痛、慢性头痛等疾病相关。

那么，我们可以做些什么来提高脑内内啡肽的分泌呢？内啡肽的分泌通常由特定生理或心理刺激引发。首先是运动，尤其是中等强度的有氧运动，会引起内啡肽的释放。但如果有慢性疼痛，则应尽量采用低冲击运动，如散步或一些水中运动以减轻关节压力。然后是饮食方面，某些食物比如黑巧克力、辛辣食物中的辣椒素，以及富含B族维生素的食物，能促进内啡肽释放。心理也是影响内啡肽释放的重要因素，大笑、冥想均被证实可以提升内啡肽水平，帮助改善疼痛感知。听喜欢的音乐或创作可以提升情绪，刺激内啡肽。社交与情感支持，如与朋友的相处、拥抱、握手等身体接触可促进催产素分泌，协同内啡肽减轻疼痛感知。因此，应多鼓励老年人走出家门，参加社交活动，或多与家人们在一起互动。此外，规律睡眠有助于维持身体对内啡肽的敏感性，而适度日晒促进维生素D合成也有助于增加内啡肽的作用。

促进内啡肽分泌的生活方案示例

早晨

温和晨练，拉伸运动10分钟或练习太极20分钟。

营养早餐：燕麦粥加核桃碎，燕麦和坚果都富含B族维生素。

上午

参加一些社交互动活动，集体活动可增强归属感，刺激内啡肽分泌。也可做一些趣味脑力活动，如填字游戏或拼图等。创造性活动和简单的益智游戏可激活大脑奖赏回路，提升成就感和满足感，释放内啡肽。

午餐

三文鱼+糙米饭+蔬菜。三文鱼富含ω-3，可减轻炎症，减轻疼痛。

餐后散步10分钟，晒太阳，促进维生素D合成。

下午

小憩20分钟。

听一些放松的音乐，边听边轻敲膝盖打节拍，同步刺激听觉与运动神经。亦可提升内啡肽水平，转移疼痛注意力。

每周可进行1～2次水中步行或水中太极等运动，减轻关节压力。

也可以用温热精油进行芳香按摩，缓解紧张。

可以吃一些黑巧克力或坚果。黑巧克力含70%以上可可，其中的苯乙胺可提升内啡肽水平。

傍晚

亲子时光，家庭互动，与家人一起烹饪，或观看轻喜剧，或轻量劳动，如在阳台上照料花草，接触自然可促进愉悦的激素释放。

睡前

热敷疼痛部位，促进血液循环，缓解疼痛。临睡前，平躺床上，冥想10分钟，助眠的同时，也可辅助内啡肽合成。

上海健康医学院基础医学院　汪慧菁

十三、别让感染钻了空子

别忽视身体的“小变化”，永远不要低估自己对健康的掌控力。

很多人有过这样的经历：以前感冒两三天就能好，现在一次感冒却拖上好几周，甚至还得吃抗生素才能缓解。这并不是“变得娇气了”，而是我们的身体随着年龄增长，发生了一些不容忽视的变化。

亲爱的老年朋友们，这一章我们和大家聊一聊为什么我们老年人更容易受到感染，以及我们该如何保护自己。

1. 为什么年纪越大越容易感染

首先，咱们身体里的“防御部队”——免疫系统，会随着年纪增大而逐渐“退休”。年轻时，它们反应灵敏、攻守兼备，面对细菌、病毒都能及时清除。但随着岁月流逝，免疫细胞的数量和活性都在下降，好比战斗力慢慢变弱了。原本一些我们轻轻松松就能打败的“小病菌”，现在却可能乘虚而入，引发较重的感染。

其次，年纪大了，身体的屏障功能也在悄悄改变。皮肤变薄、呼吸道纤毛清扫能力减弱，甚至咳嗽反射也不如从前，这就让细菌和病毒更容易找到“突破口”。比如以前嗓子不舒服，咳几声，痰就排出来了；现在却可能咳不干净、痰积肺里，结果发展成肺炎。

更不用说，老年朋友常常还要面对慢性病的困扰——糖尿病、高血压、心肺功能不足……这些“老毛病”会进一步拖累免疫系统，让我们在与感染的战斗中更处于下风。

所以，年纪大了之后更容易感染，不是我们“娇气了”，而是身体的确在变。知道这一点并不可怕，关键是我们要了解自己的变化，学会主动防护和科学应对。老年人的健康，靠的不只是医院，更靠我们自己和家人早一步发现、早一步处理。

2. 老年人感染有哪些“不一样”

您是否也曾有过这样的经历：身体不太舒服，去医院一查，竟然是感染了；可回想起来，自己既没发热，也没咳嗽，怎么就“感染”了呢?

的确，老年人的感染，常常不像年轻人那样“热热闹闹”。年轻人一感染，通常会高热、喉咙痛、浑身酸痛，白细胞“嗖”的一声飙高，身体反应强烈而迅速。但老年朋友们的身体却是“沉默的”，有时感染已经很严重了，症状却还不明显，甚至反而表现为一些“出人意料”的情况。

比如，有的老年朋友感染后不会发热，甚至体温还可能偏低；有的则表现为“脑子不清楚了”，突然糊涂，说话答非所问，家属一开始以为是中风，结果一查才发现是尿路感染在作怪；还有的老年朋友，感染时并不会咳嗽或流鼻涕，而是突然没胃口、饭也不想吃，或者精神差、不愿下床活动。这些“非典型症状”，常常让人误以为只是“老了”“累了”或者“慢性病犯了”。

这背后其实有科学解释。随着年龄的增长，我们的免疫系统反应速度减慢了，面对细菌病毒的攻击不再像年轻时那样“迅速拉响警报”，所以常见的“发烧、发炎、嗓子痛”等炎症反应可能并不明显。同时，大脑对感染的感知也变得迟钝，导致意识混乱、情绪波动、睡眠紊乱成为早期信号。我们把这些表现称为“老年感染的非典型表现”，它们就像披着“日常疲惫”外衣的健康警报灯，一定要引起注意。

真实的例子：

一位七十多岁的老人，在连续几天精神不佳、话少、晚上易怒后被家人带去医院检查。起初大家都以为是“老年痴呆进展了”，但血液检查提示有感染指标升高，尿培养发现有细菌生长——原来是一次隐藏的尿路感染。经过抗生素治疗后，这位老人恢复了往日的清醒与活力。

所以，老年朋友们和家属要牢牢记住：感染在老年人身上可能“换了张脸”出现。不要等着“发烧了再说”，而要敏感地捕捉那些“不对劲”的小细节——是不是突然不吃饭了？是不是爱睡觉却总睡不踏实？是不是说话不连贯了？是不是走路比平时更容易摔跤了？

这些，都是身体在向我们求救。

及时识别这些“不一样”，我们就能在感染早期出手干预，避免小病拖成大病。这不仅是保护健康的智慧，更是延年益寿的关键一步。

3. 识别风险，早发现是关键

在健康这件事上，“早一步发现”往往就能“早一步解决”。感染这类问题尤其如此，它们常常悄无声息地靠近，如果我们不留心，就可能错过最佳的治疗时机。

那么，怎么才能更早地发现感染的蛛丝马迹呢？我们可以从以下几个方面着手。

（1）留意身体状态的“细微变化”

有些朋友可能会觉得，年纪大了嘛，吃得少、睡得多是正常的事。但我们要提醒大家：如果原本吃得好、动得快的您，最近突然没胃口、整天爱打瞌睡，或者总觉得头昏乏力，就不能简单归咎为“老了”。这些看似平常的小变化，恰恰可能是感染正在悄悄发生的信号。

同样的，如果突然出现走路不稳、容易摔跤、对周围的反应变慢，或者整个人显得“呆呆的”“像换了个人”，家属和照护人员一定要提高警惕。尤其是本身就患有阿尔茨海默病或帕金森病的老年朋友，更容易在感染时出现“精神状态的滑坡”，这时千万不能只把症状归咎为“原病情加重”。

（2）观察老年慢病的“异动”

患有糖尿病、慢性阻塞性肺疾病、心力衰竭等慢性疾病的朋友，感染后往往表现为原本稳定的慢病“不听话”了。比如血糖忽高忽低、血压控制不稳、心衰症状加重、原本控制良好的哮喘或咳喘突然反复发作——这些，都可能是身体内部在应对一个隐藏感染时发出的“预警信号”。

（3）不要忽视“实验室的声音”

有些老年朋友并不习惯定期体检，觉得“只要不难受就不用查”。但其实，血常规、尿常规、C-反应蛋白（CRP）、降钙素原（PCT）等指标，有时比我们自己的感觉还“灵”。比如某些老年朋友没有明显症状，但一查血常规，白细胞或炎症指标升高，这时就可以帮助我们提早识别潜在的感染，防患于未然。

（4）家属和护理人员是最重要的“前哨”

老年朋友们的自我表达能力可能因听力、记忆力下降而受到影响，有时候并不会清楚描述自己哪里不舒服。这就需要我们的家人、护理人员多一些耐心、细心，用心体察老年朋友的“状态变化”。一句“今天吃饭慢了点”，一次“昨天晚上起夜三次”，可能就是我们发现感染的第一线索。

（5）不要轻视体温的“轻微变化”

虽然我们提到，老年人感染时未必发热，但这不代表体温测量就没有意义。恰恰相反，老年朋友的基础体温本就比年轻人低，如果发现平时36.5℃的人，突然变成37.3℃，那对于他本人而言就可能已经是“发烧”了。所以，我们要用“个体化”的标准来判断体温，哪怕是0.5℃的波动，也要引起重视。

总之，健康的关键，不在于是否能完全避免感染，而在于是否能尽早发现它、控制它、战胜它。我们要相信：对身体的敏感和细致，是我们对自己最好的保护。

4. 常见感染类型与处理方法

我们知道，随着年龄的增长，身体在很多方面都变得更加“低调”了，连生病也不像年轻时那么“轰轰烈烈”，而是悄无声息、隐而不发。然而，一些常见的感染却仍旧是健康的“潜在敌人”。下面，我们就来聊聊几种老年人群中最常见、也最值得警惕的感染类型，以及面对它们时我们该如何应对。

（1）肺炎：不是每次都咳嗽发热

肺炎是老年朋友中最常见、也最危险的感染之一。相比年轻人，老年朋友感染肺炎后更容易出现呼吸衰竭，甚至导致住院或死亡。但更麻烦的是，老年人的肺炎症状常常并不典型。有时根本没有咳嗽和发热，而是突然不爱吃饭、嗜睡、精神差，或是原本控制得很好的慢性病突然恶化。

细菌性肺炎最常见的病原体是肺炎链球菌，病毒性肺炎如流感病毒、呼吸道合胞病毒也不少见，特别是在冬春季节。在养老机构内，还可能遇到金黄色葡萄球菌、鲍曼不动杆菌等多重耐药菌，治疗更为复杂。

应对策略：

1）一旦发现呼吸频率加快、气喘、发音无力、精神状态突变，应尽早前往医院进行胸片或CT检查。

2）医生通常会根据病情选择合适的抗生素（比如青霉素类、头孢类、喹诺酮类等），病情严重者可能还需要住院观察。

3）接种肺炎链球菌疫苗是非常重要的预防措施，可以显著降低肺炎发病率和死亡风险。

(2) 尿路感染：不仅仅是“尿痛尿急”

尿路感染在老年人群中尤其常见，女性比例更高。而且它常常表现得“不像病”：没有明显的尿急、尿频，反而是精神状态混乱、行走不稳、白天昏昏欲睡、晚上说梦话——这些都可能是“尿感”在作怪。

还有一种情况叫“无症状菌尿”，就是在没有任何不适症状的情况下，尿液里查出了细菌。这种情况如果没有做膀胱镜、尿路手术等打算，通常不需要使用抗生素。

应对策略：

1）一旦发现疑似症状，建议做尿常规加尿培养，以确定是否为细菌感染以及选择合适的药物。

2）短期口服抗生素治疗（如头孢类、磺胺类）多数可以控制。

3）对于反复感染者，需查明是否存在前列腺肥大、尿潴留、长期留置导尿管等高风险因素。

4）平时多饮水、注意清洁卫生、避免不必要的导尿，是非常重要的预防方法。

(3) 带状疱疹：疼痛背后的病毒复活

很多老年朋友曾在年轻时感染过水痘病毒。这个病毒即便表面上“痊愈”了，其实还悄悄藏在神经节里，等到免疫力下降时就会卷土重来，变成“带状疱疹”。

这种病毒不仅会引起皮肤剧痛、水疱，还可能引发后遗神经痛，长期疼痛会影响生活质量，甚至抑郁。

应对策略：

1）疱疹初起时及时用抗病毒药物（如阿昔洛韦、伐昔洛韦），可以缩短病程、减轻疼痛。

2）疱疹疫苗可以显著降低带状疱疹发生率，建议 50 岁以上的人尽早接种。

3）疼痛处理上要综合应用止痛药、局部贴片、心理支持等手段，避免“疼入骨髓”。

总之，了解这些常见感染，就好比我们给自己的健康“列了一张清单”：每一项都是提醒，每一项也都是保障。下一次再感觉不对劲时，希望这些知识能为您“点亮一盏灯”，照亮前行的路。

5. 老年人用抗生素更需精准与谨慎

我们都知道，治疗感染的关键之一就是用药。尤其是抗生素的使用，是控制感染、防止病情恶化的重要手段。但在老年人身上，“吃药”这件事，比年轻人要复杂得多。

为什么这么说呢？因为随着年龄的增长，我们身体的“药物处理能力”发生了变化。年轻人吃药，身体吸收、代谢、排泄都很快，但年纪大了，肝肾功能会逐渐减退，肠胃吸收能力下降，药物在体内可能停留更久，作用更强，副作用也更容易发生。

所以，抗生素在老年人群体中，既要“用得上”，又要

“用得巧”。

（1）用药前先搞清楚“敌人是谁”

不少老年朋友一感冒、发热、咳嗽，就会自己去找抗生素吃，觉得“吃几粒就好了”。但事实上，这种“见招拆招”的方式，反而可能把小病拖成大病。

在感染治疗中，最重要的一件事就是找出“元凶”——也就是病原体。如果是细菌感染，抗生素才有效；而如果是病毒感染，比如流感、新冠、普通感冒，抗生素不仅无效，还会扰乱肠道菌群，增加腹泻、真菌感染的风险。

医生通常会建议做血常规、C-反应蛋白（CRP）、降钙素原（PCT）、尿培养、痰培养等检查，目的就是判断是否需要抗生素，以及选用哪一类抗生素。

对我们老年朋友来说，“抗生素不是越早吃越好，而是吃对了才好”。

（2）抗生素要“足量、足疗程”

很多老年朋友在用抗生素时常常犯两个小错误：一个是“怕副作用，先少吃点”，另一个是“吃两天好了，就不吃了”。

但实际上，不足剂量、不足疗程的抗生素最容易培养出“超级细菌”。就像没打完仗就收兵，细菌没被彻底清除，却已经知道了我们的“武器类型”，以后再打就更难了。医生给出的用药建议不是随便写的，而是综合了药物的吸收速度、在血液中达到有效浓度的时间、细菌的杀灭时间等因素。如果老年朋友不按规定吃药，很可能导致感染复发、病情加重，甚至产生耐药。

尤其是像肺炎、尿路感染这类疾病，往往需要 7～14 天的完整疗程。即便症状减轻了，也要坚持吃完医生开的药，才能“斩草除根”。

(3) 老年人服药要“三多两避免”

在感染治疗中，老年朋友一定要牢记“三多两避免”口诀。

“三多”是：① 多了解自己正在吃的药物，每种药的名字、作用、时间都要清楚；② 多与医生沟通，比如服药后有没有不适，有没有影响原来的慢性病；③ 多留意身体变化，如出现腹泻、恶心、皮疹、听力下降等副作用，要及时汇报。

“两避免”是：① 避免自己随便调整剂量，比如擅自减半、错服、漏服；② 避免和其他药物“撞车”，有些抗生素可能与降压药、降糖药相互影响，必须由医生评估后使用。

归根结底，吃药这件事，说起来简单，做起来其实大有讲究。咱们不图吃得多，也不怕吃得少，最重要的是吃得科学、合适、安全。

6. 疫苗接种：主动防线不可忽视

在健康这件事上，我们常说“预防胜于治疗”。要说感染防控中最聪明、最划算的做法，非“打疫苗”莫属。尤其对于我们老年朋友来说，疫苗就像一把“隐形的盾牌”，能在细菌和病毒来袭前，提前布好防线，减少发病、减轻病情，甚至保住性命。

很多朋友可能会问：“我年纪这么大了，还需要打疫苗吗？”我们的答案是：不但需要，而且非常有必要！

（1）流感疫苗：每年一针，保护一冬

流感病毒年年变异，尤其在秋冬季节传播最广。对年轻人来说，流感可能只是几天的咳嗽、发热，但对老年朋友而言，却可能是肺炎、心衰甚至死亡的“导火索”。有必要提升认知。

研究发现，接种流感疫苗可将老年人住院风险降低30%～50%，尤其对患有基础病的朋友来说，更是一种“救命”投资。建议：

1）每年秋季（9～11月）接种流感疫苗。

2）不论是否曾经打过，每年都要打，不能“一劳永逸”。

3）社区卫生服务中心通常都能预约，方便快捷。

（2）肺炎链球菌疫苗：守住肺部的“防线”

肺炎链球菌是老年人患肺炎、败血症、脑膜炎的常见病原菌。尤其对于患有慢性心肺疾病、糖尿病或免疫力低下的朋友，感染后后果更加严重。

肺炎链球菌疫苗可分为多糖疫苗和结合疫苗。不同疫苗的保护范围和持续时间略有不同，医生会根据您的具体健康状况推荐适合的疫苗类型和接种顺序。接种后可大大减少肺炎及其并发症的发生率。建议：

1）65 岁及以上老年人，尤其是有基础疾病者，应主动接种。

2）两种疫苗可以分次接种，间隔通常为 6 个月至 1 年。

（3）带状疱疹疫苗：远离“神经痛”的折磨

很多老年朋友都知道“带状疱疹”这个病，又疼又长水疱，最可怕的是——水疱退了，痛还在，痛起来像电击、刀割，持续几个月甚至几年，严重影响生活质量。

这其实是老年朋友在小时候感染过水痘病毒，在免疫力下降时重新“发作”的结果。而带状疱疹疫苗就能提前“安抚”这些沉睡的病毒，让它们安分守己，不再复苏作乱。建议：

1）50 岁以上即可接种，尤其推荐给有糖尿病、心血管疾病或其他慢性病的朋友。

2）新一代重组带状疱疹疫苗保护率更高，副作用也较轻。

3）越早接种，越能降低罹患风险和神经痛发生率。

健康密码　智慧老人不怕打疫苗

有些老年朋友可能还存在顾虑：“我身体虚，能打吗？”“打疫苗会不会有副作用？”“我以前从不打，也没事。”

这些疑问我们完全理解，但也想说：科学接种疫苗，风险极低，收益巨大。只要在医生评估下接种，绝大多数老年人都是可以安全接种的。相比于感染带来的痛苦和治疗成本，疫苗的预防效果实在是物超所值。

总之，接种疫苗，就像提前为身体加了一层“防火墙”。我们不用等到生病再去治疗，不用在病床上苦熬恢复，而是用一支小小的针，为自己争取一个健康、自由的晚年。

亲爱的老年朋友们，阅读到这里，您已经掌握了不少关于感染与免疫的“关键秘诀”。我们知道，随着年龄的增长，身体的免疫力会逐渐下降，感染的风险也随之升高。但这并不意味着我们就要无奈地接受，而是应该更加主动地去理解自己的身体、识别潜在的风险、选择科学的应对方法。

感染之所以在老年群体中危险，是因为它往往不声不响、不典型、不容易早发现。如果我们缺乏判断力和知识储备，就容易错过最佳干预时机。但如果我们愿意多一点了解，多一点敏感，多一点准备——无论是调整生活方式、打好疫苗的“提前仗”，还是科学合理用药，我们就能把握住主动权。

希望这一章不仅带来医学知识，更带来信心与希望：健康老去的梦想并不遥远，它就藏在我们每一次细致观察、每一顿营养饭、每一个好习惯、每一次问诊沟通里。

成为自己的健康守门人

• 别忽视身体的“小变化”：精神差、嗜睡、吃得少、走路不稳，可能不是老了，而是感染了。

• 不是发热才算病：老年人感染时可能不发热，要特别注意意识、食欲、睡眠和慢病变化。

• 抗生素不能乱吃，也不能半途而废：用药一定要“对症、足量、足疗程”，严格听医生安排，不能自行停药。

• 疫苗是“预防大将军”：每年接种流感疫苗，肺炎球菌疫苗和带状疱疹疫苗也推荐及时补齐。

• 生活方式是最便宜也最有效的“保健品”：吃得营养，动得适量，睡得安稳，心情舒畅，是提升免疫力的根本。

• 家庭和社区是“外援部队”：与家人多沟通，有任何不适早说早查，主动参加体检、健康讲座，让社区医生成为您的健康搭档。

永远不要低估自己对健康的掌控力：您不是被动接受老去，而是可以做出很多智慧的决定，让自己活得更好、更长、更自在。

复旦大学附属华山医院　王新宇　张文宏

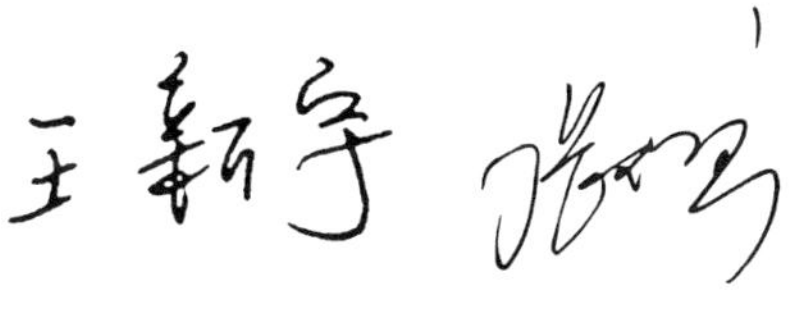

复旦大学上海医学院“一健康基金”是一个具有深远影响力的公益基金

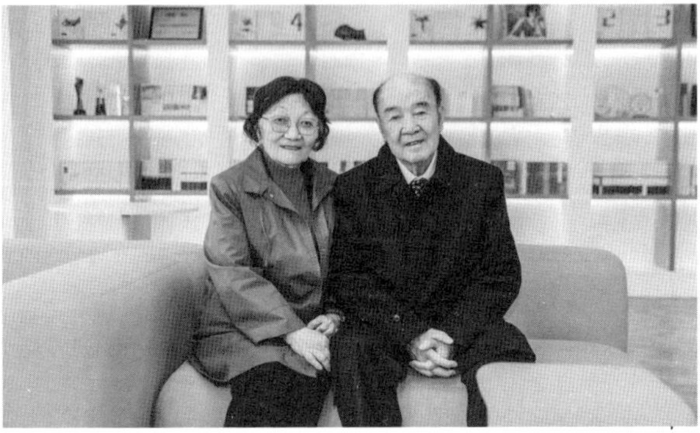

创始人 左：闻玉梅 院士 右：宁寿葆 教授

成立时间 2013 年 1 月 16 日

创始人 闻玉梅院士、宁寿葆教授夫妇

成立初衷 闻玉梅院士在 80 虚岁生日之际，提出不做生日、不要送礼、也不出书，而是希望发动大家捐赠，鼓励年轻的教师和学生投身跨学科的综合性医学研究，于是成立了“一健康基金”。

核心理念 “一体化健康”，倡导多学科、综合性的交叉研究，鼓励医科教师和学生开拓跨学科视野，融合其他学科，共同致力于“一体化健康”的创新性教学、科研和人才培养。

目标 更好地服务于人群的整体健康。让“一体化健康”的理念在学校、社会甚至全国得到重视，不仅在医科，也在公共卫生、文科甚至哲学理论等方面得到更多关注。

一健康基金

One Health Foundation

资金来源 闻玉梅院士夫妇以个人名义捐赠启动基金，多年来默默无闻地为基金持续注入善款。同时基金也得到了社会各界的积极关心与大力支持。

奖励机制 设立优秀本科生奖、优秀研究生奖、病原生物专业新生奖、《微生物与感染》优秀论文奖、优秀教师奖等多个奖项，以奖励在微生物、传染病、公共卫生、药学等领域为“一体化健康”研究与教学取得突出成绩的学生和教师。

社会影响 “一健康基金”成立十余年来，其倡导的“一体化健康”理念逐渐深入人心，获奖师生几乎覆盖了上海医学院所有院系专业及临床医院，影响力辐射至全国其他地区、其他高校 / 科研院所、医院等。

未来展望 “一健康基金”将以实际行动关注人类卫生健康共同体建设。在评审中，更多鼓励老年医学的学科发展与创新性科研，突发传染病预警、防控，以及动物和人源传染病的合作监测等。

图书在版编目（CIP）数据

智慧长者的健康密码 / 闻玉梅主编. -- 上海 : 上海科学技术出版社, 2025. 9(2025.10 重印). -- ISBN 978-7-5478-7262-8

Ⅰ. R161.7

中国国家版本馆CIP数据核字第20251F62Q7号

智慧长者的健康密码

主　编　闻玉梅

副主编　赵　超

上海知到知识数字科技有限公司

上海世纪出版(集团)有限公司
上 海 科 学 技 术 出 版 社　出版、发行

(上海市闵行区号景路 159 弄 A 座 9F - 10F)

邮政编码 201101　　www.sstp.cn

上海光扬印务有限公司印刷

开本 889×1194　1/32　印张 8.5　插页 3

字数 150 千字

2025 年 9 月第 1 版　2025 年 10 月第 2 次印刷

ISBN 978 - 7 - 5478 - 7262 - 8/R・3322

定价：69.00 元